Mohamed Elsayed

Osteogénese de distração Alongamento dos dedos amputados

Mohamed Elsayed

Osteogénese de distração Alongamento dos dedos amputados

ScienciaScripts

Imprint

Cover image: www.ingimage.com

This book is a translation from the original published under ISBN 978-3-330-33158-7.

Publisher:
Sciencia Scripts
is a trademark of
Dodo Books Indian Ocean Ltd. and OmniScriptum S.R.L publishing group

120 High Road, East Finchley, London, N2 9ED, United Kingdom
Str. Armeneasca 28/1, office 1, Chisinau MD-2012, Republic of Moldova, Europe
Printed at: see last page
ISBN: 978-620-8-19913-5

Faculdade de Medicina da Universidade de Mansoura
Serviço de cirurgia plástica e reconstrutiva

Osteogénese pós-traumática por distração Alongamento de dedos encurtados

Visitar

Mohamed Elsayed Mohamed Mohamed

Autoridades de controlo

Mohamed Radwan El-hadidy, médico
Professor de Cirurgia Plástica e Reconstrutiva,
Diretor da Faculdade de Medicina - Universidade de Mansoura

Ahmed Bahaa El-din Mostafa, médico
Professor e Diretor do Departamento de Cirurgia Plástica
- Faculdade de Medicina
da Universidade de Mansoura

Mahmoud Abdelshaheed Rashed Ali, Médico
Professor e Diretor do Departamento de Radiologia de Diagnóstico
- Faculdade de Medicina da Universidade
de Mansoura

Al-Moddather Mohamed El-hadidy, MD
Professor de Cirurgia Plástica
- Faculdade de Medicina da Universidade de Mansoura

Supervisor sénior

Mohamed Radwan El-hadidy, médico
Professor de Cirurgia Plástica e Reconstrutiva,
Diretor da Faculdade de Medicina - Universidade de Mansoura

Agradecimentos

Antes de mais, gostaria de agradecer a Alá que iluminou o meu caminho e me ajudou sempre.

Muito obrigado ao meu professor e orientador da tese, **Professor Mohamed Elhadidy**, Professor de Cirurgia Plástica e Reconstrutiva e Diretor da Faculdade de Medicina da Universidade de Mansoura. O seu encorajamento constante e os seus conselhos sinceros foram o principal fator para a conclusão deste trabalho na sua forma final.

Tenho o prazer de poder exprimir o meu profundo respeito e gratidão **ao Professor Ahmed Bahaa**, Professor e Diretor do Departamento de Cirurgia Plástica e Reconstrutiva da Faculdade de Medicina da Universidade de Mansoura. A sua orientação amigável deu-me a confiança de que precisava para concluir o meu trabalho.

Agradecimentos especiais também ao **Professor Mahmoud Abdelshaheed Rashed Ali**, Professor e Diretor do Departamento de Radiologia de Diagnóstico da Faculdade de Medicina da Universidade de Mansoura.

Tenho também o prazer de poder exprimir o meu profundo respeito e gratidão **ao Professor Al-Modather Elhadidi**, Professor de Cirurgia Plástica e Reconstrutiva na Faculdade de Medicina da Universidade de Mansoura. Ajudou-me sinceramente e ajudou-me a progredir nos meus estudos.

Tenho também o prazer de expressar o meu respeito e agradecimento **ao Dr. Mohamed Osama Adly kotb**, Diretor do Departamento de Cirurgia Plástica do Ahmed Maher Teaching Hospital, pelo seu encorajamento e cooperação.

Gostaria também de expressar a minha mais profunda gratidão **ao Dr. Belal Abdullah Almubarak**, especialista em cirurgia plástica do Ahmed Maher Teaching Hospital.

Por último, mas não menos importante, gostaria de agradecer à minha família.

Mohamed Elsayed Mohamed Mohamed

List of abbreviations

Abbreviations	T
ABC	Air , breathing and Circulation
AER	Apical ectodermal ridge
CMC	Carpometacarpal
DASH	Disabilities of arm and hand
DIP	stal interphalangeal
EPB	xtensor pollicis brevis
FDS	xor digitorum superficialis
FIZ	Fibro inter-zone
HFS	and function score
HISS	Hand injury severity score
IP	I er-phalangeal
MCP	Metacrpophalangeal
MHQ	Michigan hand questionnaire
MP	Met arpo-phalangeal
NPT	Negative pressure therapy
PIP	Pro al interphalangeal
PCNA	Proliferating cell nuclear antigen
TMC	Trap o metacarpal
WnT	ingless type
ZPA	Zone of polarization activity

A osteogénese de distração para o alongamento de dedos amputados após traumatismo é um método eficaz e fiável para alongar metacarpos e falanges curtos após queimaduras ou traumatismos mecânicos.

Examinámos e avaliámos 18 dígitos da mão em 15 doentes com este método de restauração do comprimento e da função pré-trauma e comparámos os nossos resultados, incluindo o comprimento final, o resultado funcional, o resultado estético, a satisfação do doente e as complicações, com outros trabalhos publicados, tendo concluído que os resultados foram bons e satisfatórios, tanto para os nossos doentes como para os médicos, particularmente no caso do polegar amputado.

Não se registaram complicações graves que fossem difíceis de tratar. No entanto, tivemos algumas complicações como angulação, fracturas e união retardada, que foram totalmente tratadas. Para evitar estas complicações, recomendamos uma monitorização atenta dos doentes, de modo a tratar as complicações mais cedo, antes que se agravem.

Pode ser utilizado como um método de reconstrução alternativo, particularmente quando existe uma contraindicação para a utilização de outros métodos de reconstrução de dedos difíceis. Uma boa seleção de casos e a adesão do doente são os principais factores de sucesso do procedimento.

Palavras chave :

Amputação de dedos, reconstrução de dedos, alongamento por osteogénese de distração.

ÍNDICE

O objetivo deste estudo foi avaliar a utilização, complicações e sequelas da osteogénese de distração para o alongamento de dedos da mão amputados pós-traumaticamente.

INTRODUÇÃO

A mão humana é forte, estável e, no entanto, muito móvel. Está exposta a uma grande variedade de lesões. Cerca de um terço de todos os acidentes envolvem a mão e um terço de todas as fracturas ocorre na mão. As lesões por esmagamento podem causar danos devastadores. Muitos doentes recuperam uma boa função da mão após um traumatismo ou uma infeção. No entanto, numa proporção considerável de casos, a perda da função normal da mão pode dever-se à gravidade da lesão inicial ou a um tratamento inadequado *(1)*.

O objetivo do tratamento das lesões da mão é conseguir a melhor melhoria anatómica e funcional possível em relação ao estado anterior à lesão, utilizando as capacidades existentes. Para tal, quando as opções de tratamento primário, como o reimplante primário, não podem ser aplicadas ou falharam, deve preferir-se uma modalidade de tratamento alternativa que seja segura e tenha menos morbilidade para a reconstrução. A reconstrução funcional depende da posição e da extensão dos danos nos dedos ***(2).***

O conceito de alongamento de membros não é novo. Desde os primeiros relatos de alongamento digital por Kessler e colegas, muitos autores conseguiram alongar a mão e o membro superior ***(3) e (4).***

Para aperfeiçoar estas técnicas, foram utilizados dispositivos de alongamento mais aerodinâmicos, velocidades de distração mais lentas, transferências entre as falanges do dedo do pé e, mais recentemente, técnicas de distração do calo de Ilizarov para obter neoformação óssea primária no espaço de distração ***(5).***

A distração fornece um mecanismo para restaurar o comprimento funcional de uma mão com defeitos esqueléticos traumáticos ou congénitos, e mantém uma camada de tecido vascular sensível sobre a parte alongada durante a construção e/ou reconstrução. Existem, evidentemente, métodos alternativos de reconstrução (nomeadamente transferências de tecido vascularizado e utilização de próteses de substituição). No entanto, estas técnicas não são aplicáveis em todas as situações e têm as suas próprias limitações e desvantagens ***(6) e (7).***

O conceito de osteogénese de distração baseia-se no princípio da distração lenta através de uma zona de cicatrização do calo da fratura. A distração muito lenta, conseguida com vários alongamentos de intervalos muito pequenos ao longo do dia, tem duas vantagens: (1) menos desconforto e (2) adaptação das estruturas dos tecidos moles circundantes para permitir graus mais elevados de alongamento, preservando a viabilidade e a sensibilidade dos tecidos moles ***(8).***

As desvantagens incluem tempos de tratamento mais longos, taxas de complicações mais elevadas e a necessidade de utilizar instrumentos complicados e volumosos ***(9)***.

As complicações registadas incluem infecções do canal da agulha, infecções profundas, lesões dos tecidos moles com necrose da extremidade distal, consolidação prematura que requer intervenção cirúrgica adequada e complicações relacionadas com a utilização da agulha.

ïï-prolongamento e consolidação insuficiente no final da extensão. No entanto, a maioria destas complicações pode ser evitada se forem evitadas as armadilhas que podem surgir ao longo do processo de tratamento ***(10).***

É importante que o doente e a sua família sejam cuidadosamente informados e cumpram o tratamento para garantir que o processo de renovação começa e continua de acordo com um calendário bem definido *(5).*

REVISÃOEMBRYOLOGIA

O desenvolvimento dos membros começa durante a embriogénese com eventos que influenciam a posição, o número e a orientação dos membros. O botão do membro é visível pela primeira vez 26 dias após a fertilização, quando o embrião tem cerca de 4 mm de comprimento (comprimento vértice-cóccix) (11).

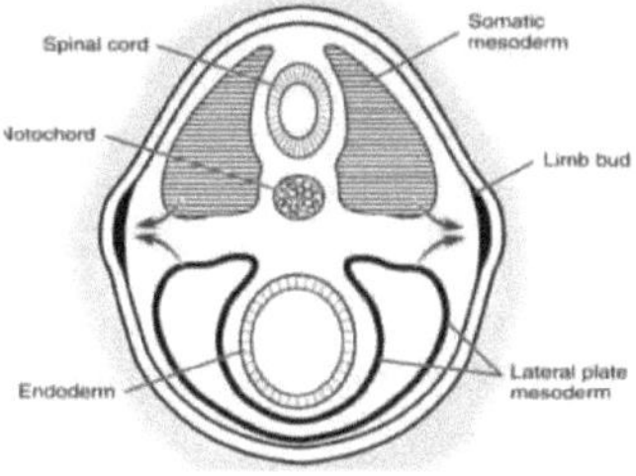

Figura (1): Vista axial de um embrião. O mesoblasto lateral forma os ossos, a cartilagem e os tendões, enquanto o mesoblasto somático forma os elementos musculares, nervosos e vasculares dos membros*(15).*

O botão do membro está localizado em frente aos somitos 8-10, ao longo do eixo transversal ou longitudinal da parede do corpo. A placa palmar é visível no final da quinta semana e a subdivisão do braço já é visível na sexta semana. O membro superior inclui agora a região do cotovelo e os raios dos dedos. Durante a sétima e a oitava semanas, o membro superior cresce e alonga-se, os cotovelos dobram-se e os dedos separam-se.

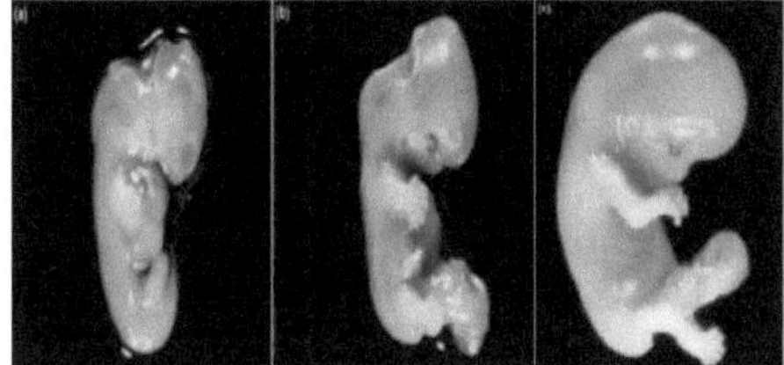

Fig (2): (a) Embrião com seis semanas (39 dias): a placa palmar do membro superior é claramente visível; (b) Embrião com seis semanas (44 dias): a região do cotovelo torna-se visível e os raios dos dedos começam a separar-se; (c) Embrião com oito semanas (52 dias): visto de fora, o membro superior parece completo. (27).

O botão desenvolve-se rapidamente durante os primeiros 47 dias de vida, até o embrião atingir um comprimento de cerca de 20 mm. Cinquenta e dois a cinquenta e três dias após a gestação, o embrião mede entre 22 e 24 mm. [(13)]

Oito semanas após a fecundação, a embriogénese está concluída e todas as estruturas dos membros estão instaladas.[(14,15,16)] Nesta fase, as articulações desenvolvem-se através da condensação de condrogénio em placas densas entre os futuros ossos.[(17)]

Os eixos :

Podem ser fixados a partir do início da quinta semana. Os eixos são: um eixo proximo-distal que vai da origem do membro na parede do corpo até à sua extremidade. Em relação a este eixo, designamos o bordo cranial do membro (pré-axial) e o bordo caudal (pós-axial). O eixo craniocaudal é uma linha que vai do bordo pré-axial ao bordo pós-axial (do polegar ao dedo mindinho). O terceiro eixo, ou eixo dorsoventral, vai do dorso da mão até à palma (17).

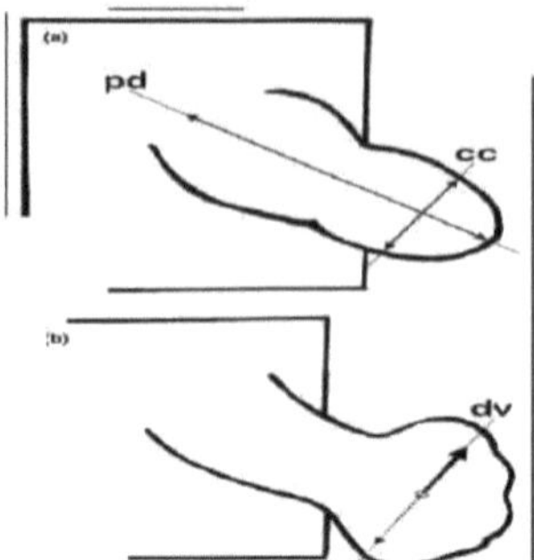

Fig. (3) : (a) Representação esquemática do botão do membro superior e dos seus eixos proximodistal (pd) e craniocaudal (cc) à quinta semana (b) Diagrama dos membros superiores e do eixo dorsoventral (dv) à sexta semana. (27).

Bases celulares, conceitos moleculares e genéticos :

Internamente, os brotos dos membros consistem em um núcleo mesenquimal, derivado do mesênquima da placa lateral, e um envelope ectodérmico (17).

Os centros de sinalização que controlam estes diferentes aspectos do desenvolvimento dos membros são a crista ectodérmica apical (AER), a zona de atividade polarizadora (ZPA) e os centros de sinalização Wnt (tipo Wingless). É necessário um esforço coordenado entre as vias de sinalização AER, ZPA e Wnt para se obter um padrão correto dos membros e o desenvolvimento do eixo.(17,18,19)

Os três centros de sinalização são interdependentes, pelo que a falha de um sinal afecta todo o sistema. (20)

A EAR é uma região organizadora. A sua perda leva a uma amélia completa. A formação do VRE é regulada pela expressão do gene radical fringe (21).

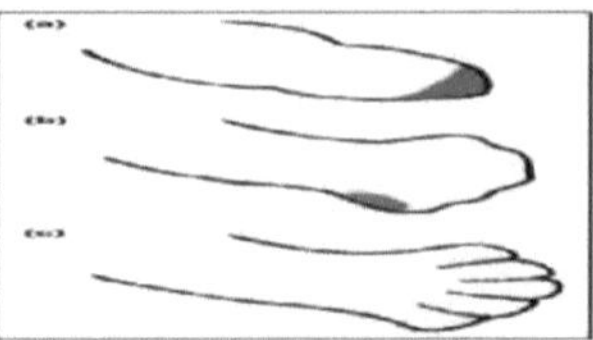

Fig (4): (a) representação esquemática do botão do membro superior e do AER (azul) à quinta semana; (b) representação esquemática do membro superior e do ZPA (vermelho) à sexta semana; (c) representação esquemática da placa palmar e das zonas necróticas interdigitais à sétima semana. (27).

A zona de atividade polarizante (ZPA) ou região polarizante está localizada no mesênquima pós-axial e especifica a informação posicional ao longo do eixo craniocaudal. O transplante de uma ZPA para uma borda pré-axial do membro resulta numa duplicação de elementos distais com uma orientação invertida. (22).

A morte celular programada desempenha um papel importante no desenvolvimento dos membros. É um processo ativo, geneticamente controlado para eliminar células indesejáveis durante a embriogénese. As células apoptóticas sofrem um processo degenerativo que consiste na fragmentação do ADN e acabam por ser engolidas por células fagocíticas. O controlo genético da morte celular é necessário durante a formação do botão do membro. Por exemplo, a necrose interdigital é necessária para a separação dos dedos. A falha na apoptose interdigital resulta em sindactilia (23).

Desenvolvimento das articulações e dos ossos:

A cavitação da articulação continua a formar a articulação, embora o desenvolvimento correto da articulação exija movimento para moldar a superfície final da articulação. Duas fontes de células migram de suas origens para o broto do membro. As células mesodérmicas da placa lateral transformam-se em osso, cartilagem e tendões. As células do mesoderma somático formam os elementos musculares, nervosos e vasculares do broto do membro. (24, 27)

A formação óssea é observada pela primeira vez durante a oitava semana nas partes centrais dos ossos longos. Segue as fases conhecidas da formação óssea endocondral (24).

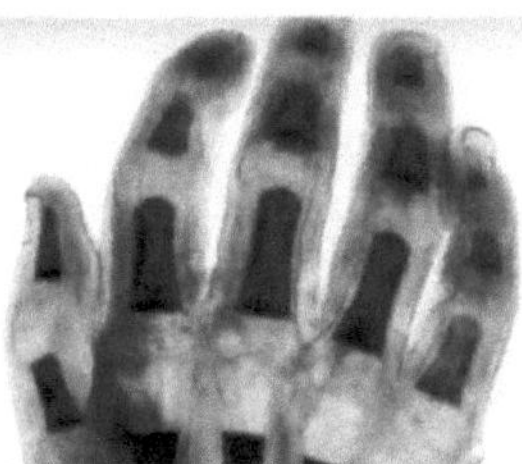

Figura (5): Os dedos de um feto humano com 30 semanas de idade. A ossificação das falanges longas está em curso(27).

Vasos e nervos

Os primeiros vasos sanguíneos visíveis nos membros são as veias situadas no mesênquima por baixo do ERV. Trata-se de veias primárias que são pós-axiais. As veias pré-axiais são veias secundárias. As artérias nascem de uma artéria axial primária que dá origem às grandes artérias secundárias. Durante a quinta semana de desenvolvimento embrionário, os grandes nervos do plexo braquial já podem ser identificados. Eles brotam continuamente no broto do membro (25, 26).

Músculos e tendões

As células precursoras dos músculos dos membros têm origem nos somitos. Elas colonizam o broto do membro em uma direção proximodistal e nunca alcançam a parte mais distal do broto do membro. A diferenciação muscular começa logo que o nervo motor atinge a célula muscular em desenvolvimento. Enquanto os músculos são de origem social, os tendões e a fáscia são derivados do mesênquima somatopleural. O músculo e o seu tendão de ancoragem desenvolvem-se independentemente um do outro. A forma como se unem é ainda desconhecida (27).

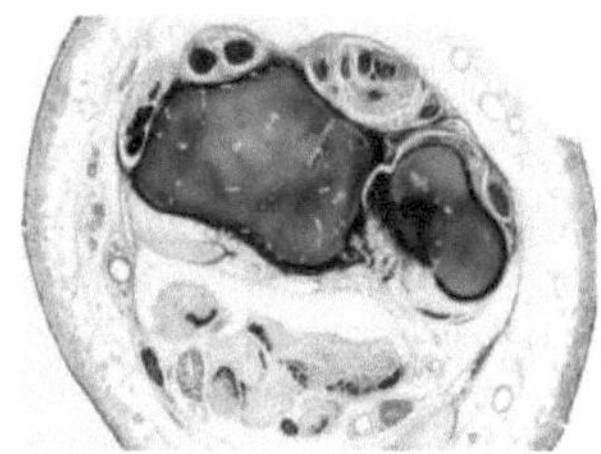

Fig (6): Secção transversal (400 lm) do túnel cárpico de um recém-nascido. Existe uma disposição caraterística dos músculos e tendões ao longo do eixo dorsoventral. (27).

ANATOMIA

A anatomia esquelética da mão é constituída pelas falanges, metacarpos e ossos do carpo. O polegar difere estruturalmente dos outros dígitos pela sua posição em relação à mão, pela articulação carpometacarpiana móvel (CMC) que permite o movimento em dois planos para possibilitar a extensão, e pelo facto de ter menos uma falange do que os outros dígitos. (28) ,(29)

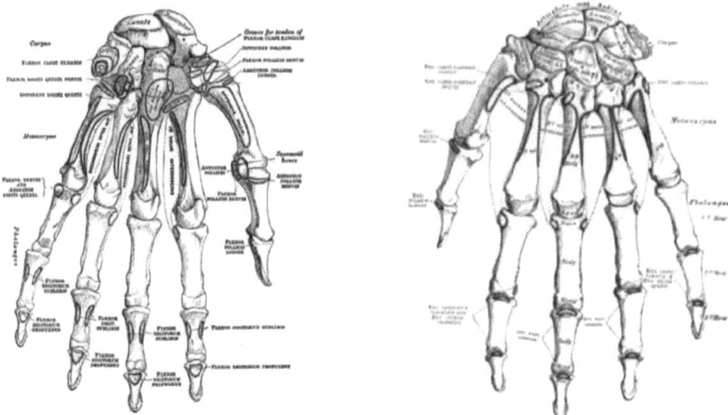

Fig (7): Anatomia do esqueleto da mão, vistas palmar e dorsal (30).

Ossos :

FALANGES :

O membro terminal: tem uma base, um eixo e um tufo distal. A base é tão larga como a cabeça adjacente do membro médio na articulação interfalângica distal (IFD). Na face dorsal do membro inferior existe um alargamento central e um tubérculo dorsal que serve de ponto de inserção para o tendão extensor terminal. De cada lado do tubérculo dorsal encontram-se os tubérculos laterais para a fixação dos ligamentos laterais da articulação DIP. O lábio palmar é chamado tubérculo palmar e é o local de inserção da placa palmar. O tendão do flexor profundo dos dedos (FDP) insere-se num local pouco profundo, imediatamente distal à placa palmar. O tufo falangeal distal é uma crista óssea larga, em forma de crescente (30, 31).

Falange média: é aqui que a parte medial do aparelho extensor se liga dorsalmente à parte proximal. Ao longo dos lados deste tubérculo existem cristas às quais se ligam os ligamentos laterais da articulação da coxa e do pé. Imediatamente distal ao tubérculo, existem várias aberturas para os vasos de alimentação. O tendão do flexor superficial dos dedos (FDS) insere-se numa área plana no lado palmar do meio da falange, imediatamente distal à inserção da placa palmar. (32)

No plano coronal, a diáfise tem a forma de uma ampulheta, com a parte mais estreita ligeiramente distal ao ponto central. O aspeto distal da falange média é constituído por côndilos cobertos por cartilagem articular para a articulação DIP. Os côndilos conferem estabilidade à articulação DIP, o que é importante na instabilidade causada por uma fratura unicondilar. A superfície articular estende-se mais palmarmente do que dorsalmente, permitindo maior flexão do que extensão. Entre os dois côndilos da cabeça da falange média existe um sulco que corresponde a uma crista na base da articulação da falange distal, para dar estabilidade e orientação ao movimento da DIP. Os ligamentos laterais da DIP originam-se em projecções ósseas nas superfícies externas dos dois côndilos (33).

A falange proximal é constituída por uma base, um eixo e uma cabeça e é semelhante à falange média, mas ligeiramente maior. A relação entre as falanges proximal e média é frequentemente de 2:1. O eixo da falange proximal é ligeiramente convexo na superfície dorsal e ligeiramente côncavo na superfície palmar. Ao longo da base, a superfície palmar contém um sulco que acomoda a base da bainha do tendão flexor. Nos lados radial e ulnar da base da falange basal encontram-se pontos de inserção para os ligamentos laterais da articulação basal (MCP). A haste proximal da falange é lisa e afunila de proximal para distal. A haste tem uma forma oval, com um eixo longitudinal que vai de dorsal a palmar. A forma geral do côndilo da falange proximal e a localização da origem dos ligamentos laterais da PIP são semelhantes às da falange média, e o movimento da articulação PIP é semelhante ao da articulação DIP. (34)

O polegar tem apenas duas falanges, em comparação com as três falanges dos dedos. A falange proximal do polegar assemelha-se à falange proximal dos outros dedos, mas é geralmente mais curta. O tendão extensor curto do polegar (EPB) insere-se numa crista na base dorsal. Na superfície palmar, existe um sulco que acomoda o tendão flexor do polegar. A falange distal do polegar é significativamente maior do que as falanges distais dos outros dígitos, mas as caraterísticas deste osso são semelhantes às dos outros dígitos. (31)

A falange proximal do polegar é mais curta do que a dos restantes dedos e tem um comprimento semelhante ao da falange proximal do dedo mindinho. A falange proximal do dedo médio é geralmente a mais longa, seguida do dedo anelar, do indicador e do dedo mindinho. A mesma proporção aplica-se às falanges médias. As falanges terminais são frequentemente de comprimento semelhante, com os dedos médio e anelar de comprimento semelhante, seguidos dos dedos indicador e mindinho. (31)

METACARPES :

Quando a mão é projectada lateralmente, o eixo dos metacarpos é paralelo, mas quando a mão é vista axialmente, os metacarpos formam um arco. Devido a esta relação, as radiografias oblíquas são importantes para visualizar corretamente as articulações MCP e CMC. Esta orientação espacial é também importante para a fixação do esqueleto da mão. Cada metacarpo é único na sua articulação com os ossos do carpo e as inserções musculares correspondentes. (35)

O metacarpo do polegar caracteriza-se pelo facto de o córtex anatómico dorsal estar de facto orientado lateralmente devido à sua posição pronada em relação aos outros metacarpos. Este metacarpo é curto e grosso e é também anatomicamente distinto dos restantes metacarpos. A base do metacarpo do polegar é importante por ser em forma de sela para acomodar a articulação com o trapézio. A base tem um lábio palmar pronunciado e tem extensões radiais e ulnares simultâneas para formar esta articulação em sela. Vista no plano sagital, esta articulação apresenta-se côncava e convexa no plano coronal. Esta articulação em sela é importante para a mobilidade do polegar em dois planos. Ao contrário dos outros metacarpos, o metacarpo do polegar não se articula com nenhum dos metacarpos vizinhos (31).

O eixo do metacarpo do polegar é curto e grosso, com um pequeno canal. A parte dorsal é plana, larga e ligeiramente triangular. No sentido longitudinal, a haste é ligeiramente convexa na face dorsal e côncava na face palmar. Ao longo do córtex radial existe uma crista para a inserção do músculo oponente do polegar. Ao longo do córtex ulnar existe também uma pequena crista na qual se insere o músculo interósseo dorsal (36).

A cabeça do metacarpo do polegar é arredondada, mas menos esférica do que a dos outros metacarpos. Devido a esta anatomia, a articulação MCP do polegar está melhor adaptada a movimentos de dobradiça pura e é mais estável quando é exercida uma força radial durante o beliscão. A superfície articular estende-se mais para a palma do que para a dorsal (36).

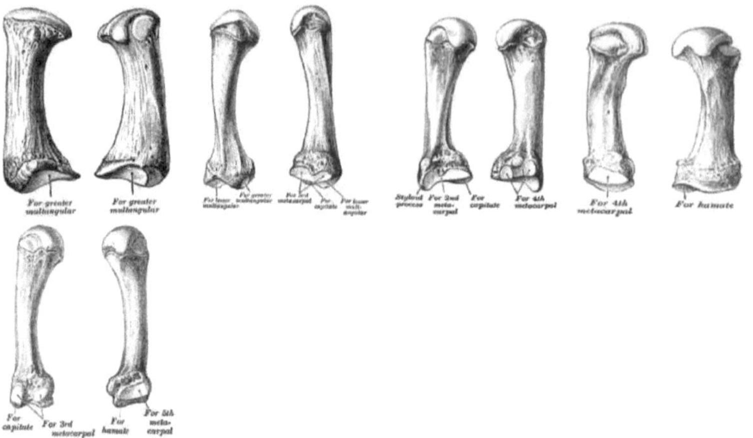

Fig (8): Vista dorsal e palmar do primeiro ao quinto metacarpos (30).

O metacarpo do dedo indicador: é frequentemente o mais longo dos metacarpos e tem a maior base de articulação com o trapézio e o trapézio. Como este osso se articula com dois ossos do carpo, tem uma forma mais em Y do que oval. A cabeça articular do metacarpo é mais pronunciada no lado palmar. A largura extra do lado palmar dos côndilos em comparação com a largura dorsal resulta num aperto do ligamento colateral e melhora a estabilidade da articulação MCP em flexão. (32)

O dedo médio tem o segundo metacarpo mais comprido. A base do terceiro metacarpo articula-se com o segundo e o quarto metacarpos e com o osso do carpo. A particularidade deste metacarpo é que tem uma curta saliência que se estende da superfície radial da face dorsal para a superfície proximal. Este processo estiloide separa as facetas articulares e serve de ponto de inserção para o ligamento interósseo intermetacarpiano. A haste do terceiro metacarpo assemelha-se à do metacarpo direito e tem uma secção transversal ligeiramente triangular. A superfície dorsal é ligeiramente mais plana do que a superfície palmar, o que permite o deslizamento dos tendões extensores. A morfologia da cabeça deste metacarpo é semelhante à do dedo indicador. Por fim, existem dois músculos interósseos dorsais que se originam na diáfise e asseguram a vascularização e a ligação com os ossos circundantes. (31)

Os metacarpos dos dedos anelar e mínimo são significativamente mais curtos e mais finos do que os metacarpos dos dedos indicador e mínimo. É importante reconhecer esta largura para escolher a placa correta para a fixação da fratura. O metacarpo anelar tem normalmente o diâmetro mais pequeno, o que pode comprometer a fixação intramedular. Junto ao quarto metacarpo, articula-se com o terceiro e quinto metacarpos, bem como com o capitato e o hamato. A base do quinto metacarpo é maior que a do quarto metacarpo e desce proximal e ulnarmente. Proximalmente, o quinto metacarpo articula-se com o quarto metacarpo e o hamato (32).

articulações :

- ***Articulações metacarpofalângicas***

As articulações entre as cabeças distais dos metacarpos e as falanges proximais dos dedos são articulações condilares que permitem a flexão, a extensão, a abdução, a adução, a circundução e a rotação limitada. A cápsula de cada articulação é reforçada pelo ligamento palmar e pelos ligamentos colaterais medial e lateral. (37)

- ***Articulações interfalângicas da mão***

As articulações interfalângicas da mão são articulações em dobradiça que permitem principalmente a flexão e a extensão. São reforçadas pelos ligamentos colaterais medial e lateral e pelos ligamentos palmares. (37)

Músculos:

O músculo flexor profundo dos dedos, o músculo flexor superficial dos dedos e o tendão do músculo flexor longo do polegar são os músculos flexores extrínsecos que actuam nos dedos. Os tendões extensores entram na mão nas superfícies medial, lateral e posterior do pulso em seis compartimentos definidos por um retináculo extensor e revestidos por bainhas sinoviais. (37)

Os músculos intrínsecos da mão :

O seu funcionamento consiste em agarrar com os dedos e o polegar (37).

nd**Tabela (1): Músculos intrínsecos da mão** (Drak: Gray's Anatomy for Students 2 Edition, Copyright 2009 by Churchil Livingstone, and an imprint of Elsevier).

MÚSCULO	ORIGEM	INSERIR	INERVAÇÃO	FUNCIONAMENTO
Palmaris brevis	Fáscia palmar e retináculo flexor	Derme da pele no bordo medial da mão	Nervo ulnar [C8, T1]	Melhora a aderência
Interósseo dorsal (quatro músculos)	Lados adjacentes dos metacarpos	Capa do músculo extensor e base das falanges proximais dos dedos indicador, médio e anelar	nervo ulnar [C8,T1]	Abdução dos dedos médios
Interósseos palmares (quatro músculos)	Laterais dos metacarpos	Tampas de extensão para o polegar, o indicador, o anelar e o dedo mindinho, bem como para a falange proximal do polegar	nervo ulnar [C8,T1]	Adução dos dedos em direção ao dedo médio
Adutor do polegar	Cabeça transversal do metacarpo III; cabeça capitada oblíqua e bases dos metacarpos II e III	Base da falange proximal e capa de extensão do polegar	nervo ulnar [C8,T1]	Polegar aduzido
Lumbricals (quatro músculos)	Tendões do flexor profundo dos dedos	Extensores dos dedos indicador, anelar, médio e mindinho	Nervos ulnar e mediano	Flexão das articulações metacarpofalângicas com extensão simultânea das articulações

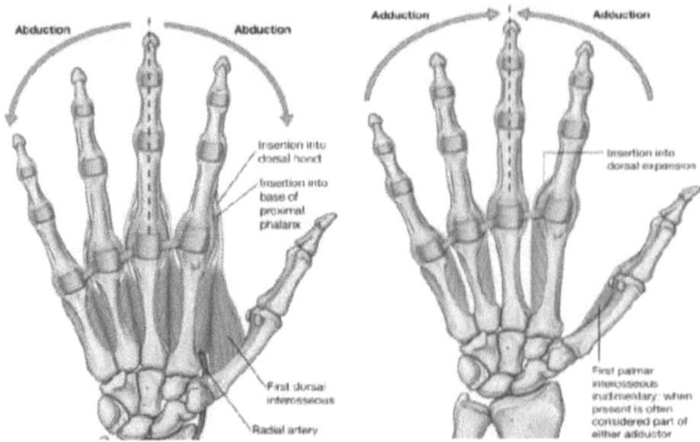

Fig (9): Interósseo dorsal e interósseo palmar. (37).

Tabelas (2, 3): Músculos tenares e hipotenares da mão (37).

Músculos tenares				
MÚSCULO	**ORIGEM**	**INSERIR**	**INERVAÇÃO**	**FUNCIONAMENTO**
Oponentes do polegar	Tubérculos do trapézio e do retináculo flexor	Bordo lateral e superfície palmar adjacente do metacarpo I	Ramo recorrente do nervo mediano [C8, T1].	Virar o polegar para a mediana
Grande colo do fémur (Abductor pollicis brevis)	Tubérculos do escafoide e do trapézio e retináculo flexor adjacente	Extremidade do membro e tampa de extensão do polegar	Ramo recorrente do nervo mediano [C8, T1].	Abdução do polegar na articulação metacarpofalângica
Flexor curto do polegar	Tubérculos do trapézio e do retináculo flexor	Falange proximal do polegar	Ramo recorrente do nervo mediano [C8, T1].	Flexiona o polegar na articulação metacarpofalângica
Músculos hipotenares				
MÚSCULO	**ORIGEM**	**INSERIR**	**INERVAÇÃO**	**FUNCIONAMENTO**
Opponens Digiti minimi	Ganchos do hamato e do retinaculum flexorum	Aspeto medial do metacarpo V	Ramo profundo do nervo ulnar [C8, **T1**].	Rotação lateral do metacarpo V
Sequestradores Digiti minimi	Pisiforme, ligamento piso-hamato e tendão flexor ulnar do carpo	Falange proximal do dedo mindinho	Ramo profundo do nervo ulnar [C8, **T1**]	Abdução do dedo mindinho na articulação da base
Flexor digital Minimi brevis	Ganchos flexores do hamato e da retina	Falange proximal do dedo mindinho	Ramo profundo do nervo ulnar [C8, **T1**].	Flexão do dedo mindinho na articulação metacarpofalângica

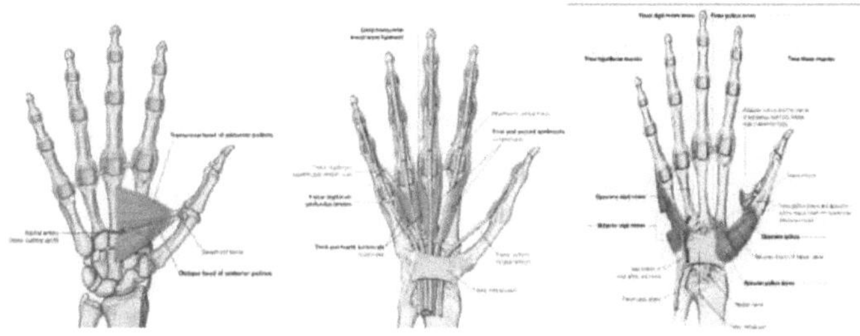

Fig (10): Adutor do polegar (esquerda), músculos lombares (meio), músculos tenares e hipotenares (direita). (37).

artérias :

A irrigação sanguínea da mão é assegurada pelas artérias radial e ulnar, que formam dois arcos vasculares (superficial e profundo) ligados entre si na palma da mão. Os vasos para os dedos dos pés, os músculos e as articulações provêm destas duas artérias e das artérias do tronco:

- o A artéria radial contribui significativamente para o fornecimento de sangue ao polegar e à face lateral do dedo indicador.

Os outros dígitos e a face medial do dedo indicador são irrigados principalmente pela artéria ulnar. (37)

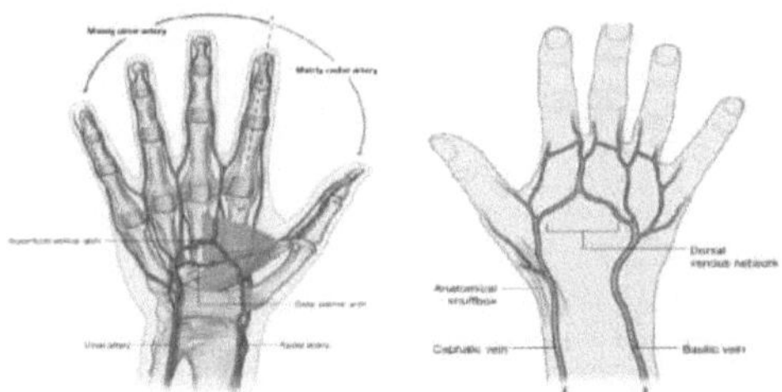

Fig (11): Alimentação arterial da mão (esquerda), arco venoso dorsal da mão (direita). (37).

veias :

A mão contém redes interligadas de veias profundas e superficiais. As veias profundas seguem as artérias; as veias superficiais drenam para uma rede venosa dorsal no dorso da mão, acima do metacarpo. A veia cefálica nasce no lado lateral da rede venosa dorsal e drena para o antebraço através da caixa de rapé anatómica; a veia basílica nasce no lado medial da rede venosa dorsal e drena para o aspeto dorsomedial do antebraço (37).

Nervos:

A mão é inervada pelo nervo ulnar, o nervo mediano e o nervo radial.

Nervo ulnar

O nervo ulnar entra na mão lateralmente ao diafragma e posteromedialmente à artéria ulnar. Imediatamente distal ao pisiforme, divide-se num ramo profundo, principalmente motor, e num ramo superficial, principalmente sensorial. O **ramo superficial** do nervo ulnar inerva a pele da superfície palmar do dedo mínimo e a metade medial do dedo anelar. (37)

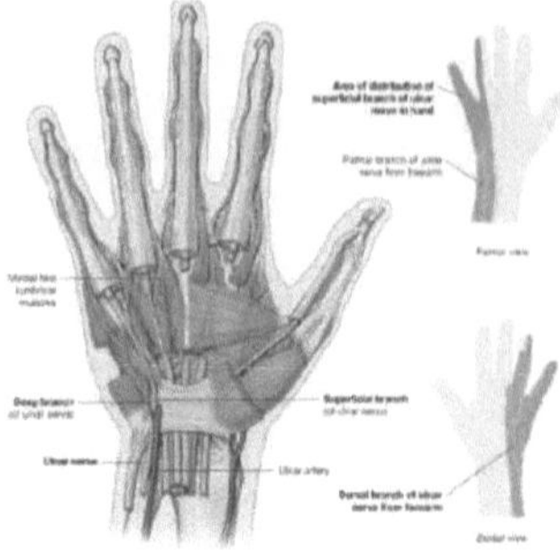

Fig (12): Nervo ulnar na mão(37).

Nervo mediano

O nervo mediano é o nervo sensorial mais importante da mão, porque inerva a pele do polegar, do indicador, do dedo médio e da parte lateral do dedo anelar. O nervo mediano também inerva os músculos tenares, que são responsáveis pela oposição entre o polegar e os outros dedos. O nervo mediano entra na mão através do carpo. Dá origem aos **nervos digitais palmares**, que atravessam a palma da mão profundamente na aponeurose palmar e no arco palmar superficial e entram nos dedos dos pés. Inervam a pele das superfícies palmares dos três dígitos laterais e meio e as regiões cutâneas situadas acima das superfícies dorsais das falanges distais (leitos ungueais) dos mesmos dígitos. (37)

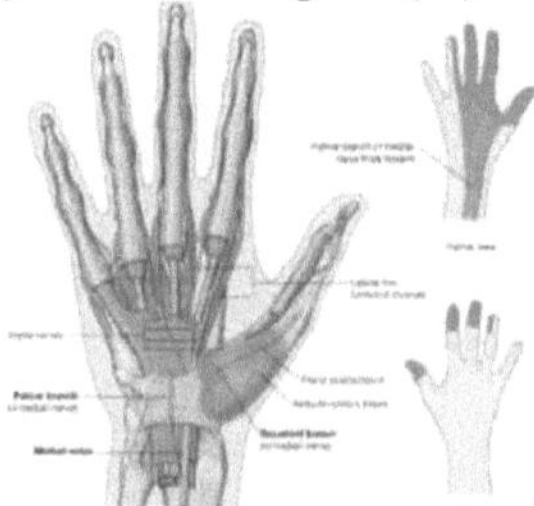

Figura (13): nervo mediano na mão (37).

Ramo superficial do nervo radial

A única parte do nervo radial que entra na mão é o ramo superficial. O ramo superficial do nervo radial inerva a pele acima da face dorsolateral da palma da mão e as faces dorsais dos três dedos laterais e meio distais até aproximadamente as articulações interfalângicas. (37)

Fig (14): Nervo radial na mão(37).

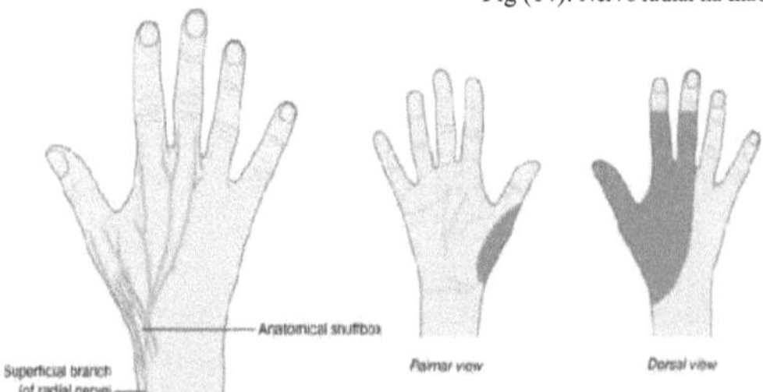

DESENVOLVIMENTO ÓSSEO E RADIOLOGIA

Os ossos longos dos membros crescem em comprimento através do processo de ossificação endocondral. A largura do osso, por outro lado, aumenta através do desenvolvimento de tecido esquelético diretamente a partir da membrana fibrosa. Este é o mecanismo pelo qual ocorre a ossificação dos ossos planos do corpo. A calcificação inicial começa perto do meio da haste dos ossos longos, numa região chamada centro primário de ossificação. (38)

Embora muitos ossos planos, incluindo os ossos do carpo, ossifiquem completamente a partir deste centro primário, todos os ossos longos desenvolvem centros secundários que aparecem na cartilagem nas extremidades do osso. A maturação destes centros é idêntica à dos centros primários, com ossificação da cartilagem e invasão de osteoclastos e osteoblastos. O osso ossificado pelo centro primário é a diáfise, enquanto o osso ossificado pelo centro secundário é a epífise (29).

À medida que o centro secundário ossifica, a cartilagem é substituída por osso até que apenas uma fina camada de cartilagem, a placa epifisária, separa o osso diafisário da epífise (39).

A parte da diáfise adjacente à epífise é denominada metáfise e representa a extremidade em crescimento do osso. Enquanto a placa epifisária cartilaginosa existir, tanto a diáfise como a epífise continuam a crescer, mas a dada altura os osteoblastos deixam de se multiplicar e a placa epifisária ossifica. Nesta altura, as estruturas ósseas da diáfise e da epífise fundem-se e o crescimento pára (38).

Durante o período fetal, o principal interesse no crescimento esquelético está ligado ao diagnóstico da prematuridade. O fim do período embrionário e o início do feto são caracterizados pela calcificação, que começa às 8 ou 9 semanas. Por volta da 13ª semana fetal, a maioria dos centros primários dos ossos longos estão bem desenvolvidos em diáfises e, ao nascimento, todas as diáfises estão completamente ossificadas, enquanto a maioria das epífises ainda é cartilaginosa (39, 40).

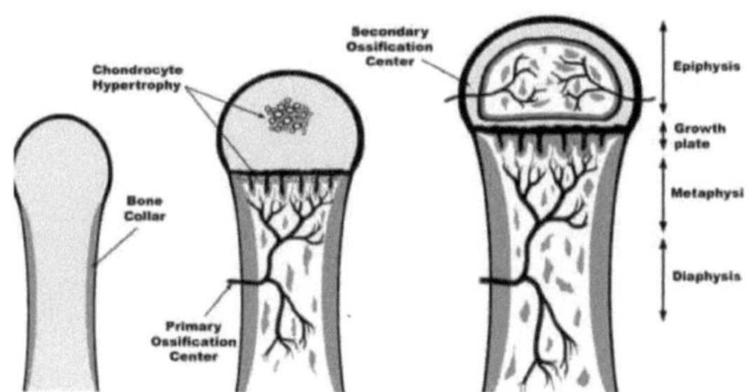

Figura (15): Representação esquemática da formação do osso endocondral. (41).

epiphysis of the radius appears. (41)

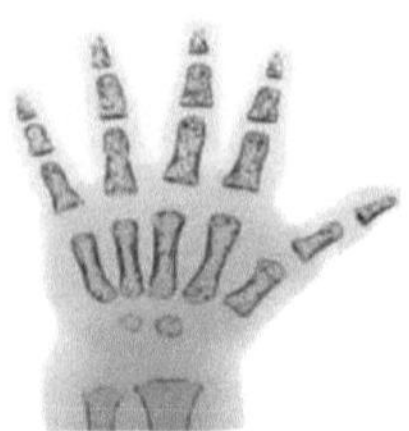

Fig (16): Radiology of infant hand (41)

Toddlers:

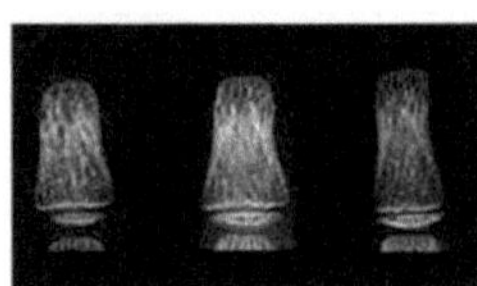

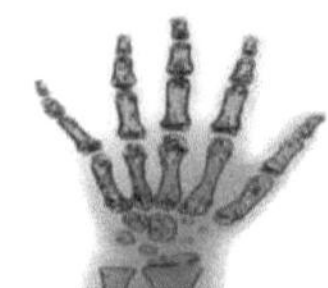

idade dos bebés :

Fêmeas: Nascidas até aos 10 meses de idade.
Machos: nascidos até aos 14 meses de idade.

Todos os ossos do carpo e todas as epífises das falanges, dos metacarpos, do rádio e do cúbito ainda não estão ossificados no recém-nascido. Os centros de ossificação do capitato e do hamato tornam-se visíveis por volta dos 3 meses de idade e permanecem os únicos elementos reconhecíveis durante os seis meses seguintes. Por volta dos 10 meses de idade nas raparigas e 1 ano e 3 meses nos rapazes, é visível um pequeno centro de ossificação na parte distal do crânio.

Fêmeas: 10 meses a 2 anos
Homens: 14 meses a 3 anos

É nesta fase que se tornam reconhecíveis os centros de ossificação das epífises de todas as falanges e metacarpos, geralmente primeiro no dedo médio e por último no quinto dedo (41).

Fig (17): Radiologia da mão de uma criança pequena (41)

Antes da puberdade :

Fêmeas: 2 a 7 anos de idade.
Homens: dos 3 aos 9 anos de idade.

Os centros de ossificação das epífises aumentam em largura e espessura e acabam por atingir um diâmetro transversal tão largo como o das metáfises. (41)

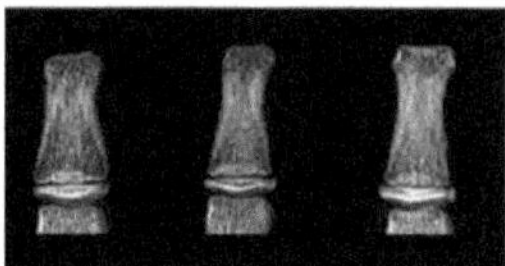

Fig (18): Radiografia de uma mão pré-púbere (41)

Puberdade precoce e média:

Mulheres: dos 7 aos 13 anos
Homens: dos 9 aos 14 anos

Nesta fase, as epífises continuam a crescer e tornam-se mais largas do que as metáfises. De seguida, os contornos das epífises começam a sobrepor-se, ou

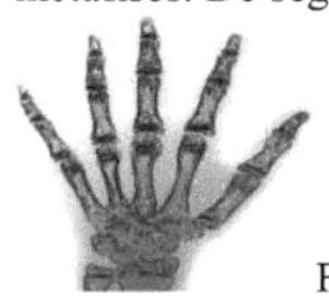

Fig (19): Radiologia da mão da puberdade precoce e média (41).

Puberdade tardia:

Mulheres: 13 a 15 anos
Homem: 14 a 16 anos

A fusão das epífises com as metáfises dos ossos longos da mão ocorre geralmente num padrão ordenado e caraterístico, como se segue:

1) Fusão das falanges distais ;
2) Fusão dos metacarpos;
3) Fusão das falanges proximais; e
4) Fusão das falanges centrais. (41)

Representação, da esquerda para a direita, do grau progressivo de fusão das epífises com as metáfises, que geralmente começa no meio da fise (

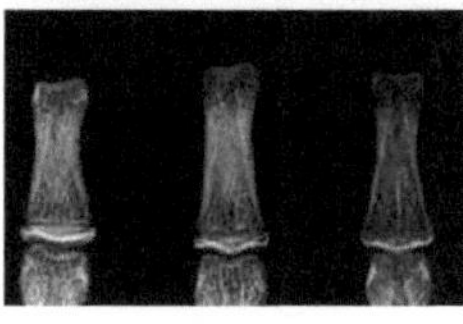

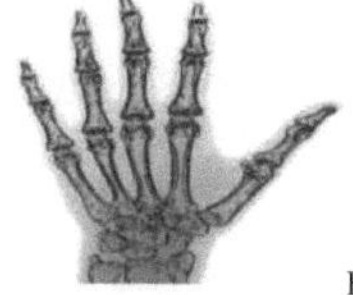

Fig (20): Radiologia da mão no final da puberdade

Depois da puberdade :
Mulheres: dos 15 aos 17 anos
Homem: 17 a 19 anos

Nesta fase, todos os carpos, metacarpos e falanges estão completamente desenvolvidos e as suas fises estão fechadas. Representação, da esquerda para a direita, do grau progressivo de fusão das epífises do cúbito e do rádio, que se encontra geralmente a meio da

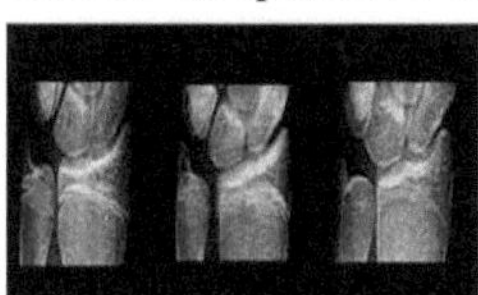

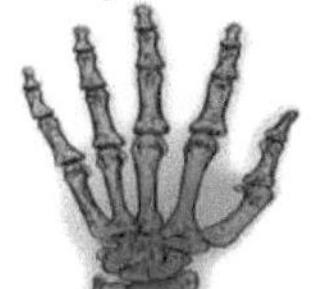

BIOMECÂNICA DA MÃO

Na sua forma mais básica, a mão é constituída por um pulso estável e pelo menos dois dedos que podem opor-se um ao outro com uma certa força. Um dedo tem de ser móvel para poder agarrar objectos. O outro dedo deve simplesmente servir como um poste estável contra o qual o dedo móvel pode pressionar (42-45).

Os requisitos de sensibilidade funcional foram definidos como uma distinção de dois pontos inferior a 10 a 12 mm. A mão é utilizada para a preensão, ou seja, a capacidade de agarrar e manipular objectos. Segundo Tubiana et al, a preensão pode ser definida como "todas as funções envolvidas na preensão de um objeto com as mãos - intenção, controlo sensorial permanente e o mecanismo de preensão". A preensão implica que a mão é capaz de se aproximar de um objeto, de o agarrar e de o soltar. Se existem apenas duas figuras perceptíveis pelos sentidos e que se encontram frente a frente, é possível uma certa pré-compreensão. (46, 47)

Em termos de movimento biomecânico, a mão efectua cerca de sete manobras básicas que constituem a maior parte das funções da mão:

1. **<u>Alicates de precisão (pinças) :</u>**

Para o efeito, a articulação interfalângica distal (IFD) do dedo indicador e a articulação interfalângica (IF) do polegar são fletidas. As pontas das unhas são aproximadas, como se um clipe de papel estivesse a ser levantado de uma mesa. (47, 48)

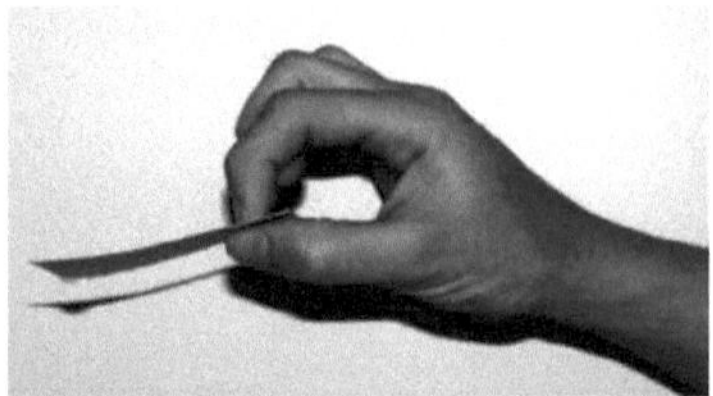

Figura (22): **Alicates de precisão (pinças),** (42)

2. **<u>Pinça oposicional (pinça sub-terminal) :</u>**

A medula do dedo indicador e do polegar são unidas quando as articulações DIP estão em extensão. Isto permite que a força seja gerada pela oposição do polegar, contração da primeira articulação interóssea dorsal e flexão do dedo indicador profundo. Esta força é frequentemente medida com um dinamómetro (47, 48).

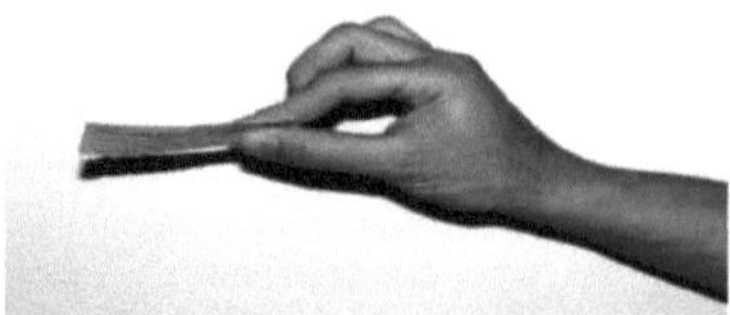

Fig (23): **Pinça oposta (pinça subterminal),** (42)

3. **<u>Alicate de chaves :</u>**

O polegar é aduzido sobre o lado radial da falange média do dedo indicador. O Key Pinch requer um poste estável (normalmente o dedo indicador) de comprimento suficiente e uma articulação metacarpiana (MP) capaz de suportar a força de adução do polegar (47, 48).

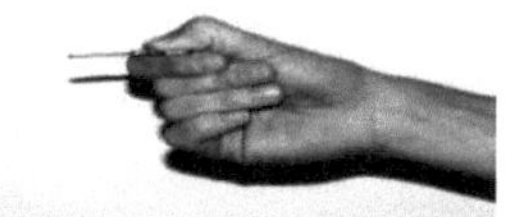

Fig (24): Chave encravada (42)

4. **Punho direcional (punho do mandril) :**

O polegar, o indicador e os dedos longos juntam-se para agarrar um objeto cilíndrico. Durante esta preensão, é geralmente exercida uma força de rotação e axial sobre o objeto agarrado (por exemplo, uma chave de fendas). (47, 48)

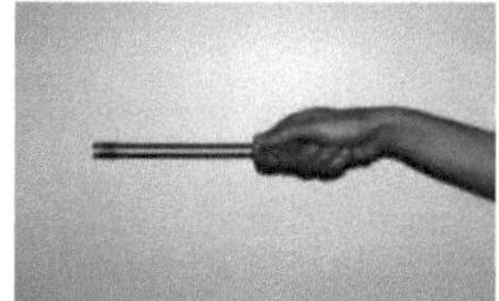

Fig. (25): Punho direcional (punho do mandril).), (42)

5. **Pega de gancho :**

Isto requer a flexão dos dedos nas articulações IP e a extensão nas articulações MP. Esta é a única pega funcional que não requer a função do polegar. Esta pega é utilizada para levantar uma mala (47, 48).

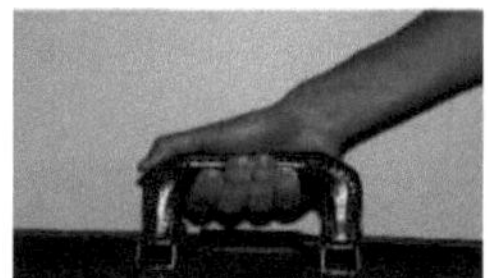

Fig. (26): Pega do gancho (42)

6. **Tomar o poder :**

Os dedos estão completamente flectidos, enquanto o polegar está dobrado e fica acima dos outros dedos, como quando se segura um taco de basebol. A força é transmitida pelos dedos para a palma da mão (47, 48).

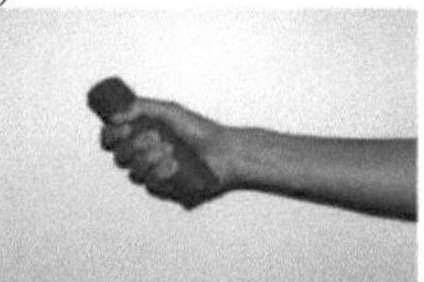

Fig (27): Introdução de prestações (42)

7. apertar o punho :

A articulação DIP e a articulação interfalângica proximal (articulação PIP) são flectidas cerca de 30 graus e o polegar é abduzido. A força é gerada entre o polegar e os dedos, ao contrário da preensão de força, em que a força é gerada entre os dedos e a palma da mão. É necessária estabilidade no MP e PI do polegar. Esta pega é utilizada para levantar objectos cilíndricos. (47, 48)

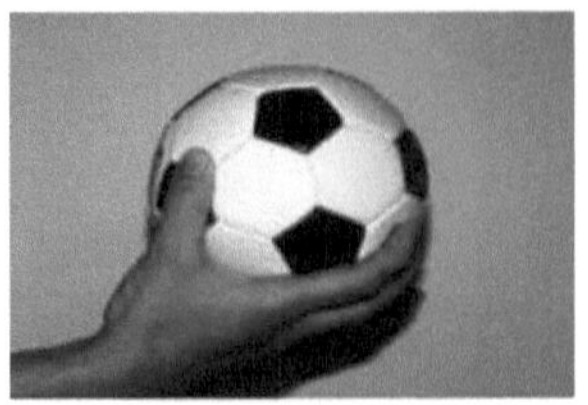

Fig. (28): (span.), (42)

No entanto, quando se trata de avaliar os efeitos do trauma mutilante na mecânica da mão, pode ser mais fácil pensar na mão como quatro unidades funcionais:

(1) O polegar oponível.

(2) Os dedos indicador e longo, com as suas articulações de base estáveis, servem de pontos fixos para as funções de preensão e força.

(3) Os dedos anelar e mínimo representam a unidade móvel da mão.

(4) O pulso (43, 45)

Para beliscar é necessário segurar a unidade do polegar e um poste estável. Se o doente for capaz de adicionar um terceiro dedo à pinça, é possível obter maior precisão. A função de pinça é geralmente preservada se o nervo mediano estiver intacto e o polegar e o indicador longo da mão puderem ser salvos. (43)

AMPUTAÇÃO DIGITAL

Os efeitos biomecânicos da amputação :

A maioria das lesões mutilantes da mão resulta numa amputação parcial ou total. A amputação imediata é recomendada quando quatro das seis partes digitais básicas (osso, articulação, pele, tendão, nervo e vaso) são lesadas. É importante considerar a amputação nestas situações, uma vez que a rigidez e a dor a longo prazo de um dedo recuperado podem dificultar gravemente a reabilitação da restante mão. No entanto, quando se procede à amputação, é importante ter em conta o impacto da perda numérica na função global da mão (49, 50, 51, 52).

O polegar

A importância funcional de cada dedo é controversa. Se fosse necessário estabelecer uma classificação dos dedos que devem ser salvos após uma lesão mutilante, o polegar, com a sua importância para a preensão e para todas as formas de preensão, teria prioridade absoluta. É responsável por 40% da função total da mão na ausência de lesão. Após um traumatismo mutilante, quando os dígitos estão ausentes ou rígidos, o polegar pode ser responsável por mais de 50% da função da mão. As prioridades para a reconstrução do polegar dependem do grau de amputação, mas em todos os níveis, devem ser feitas tentativas para restabelecer a oposição e a pinça. (53, 54, 55, 56, 57)

As lesões distais da articulação IP (lesões de nível 1) podem resultar num ligeiro défice funcional, uma vez que o comprimento da oposição tende a ser preservado. A insensibilidade residual e a disestesia após o trauma causam mais problemas funcionais a este nível do que a perda do comprimento mecânico (58, 59).

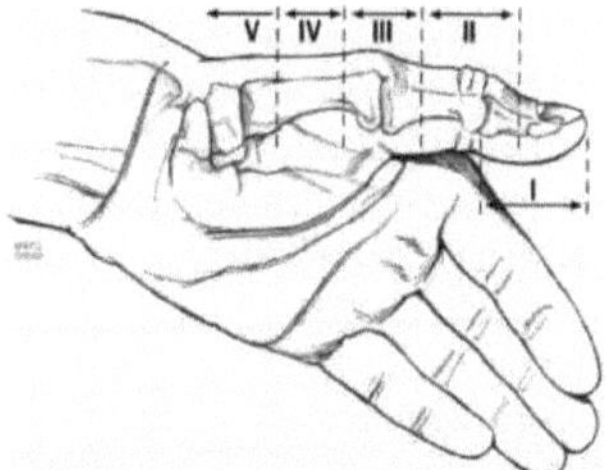

Fig (29): **Diagrama que mostra o grau de lesão do polegar(58)**

A pinça subterminal e a pinça de precisão são afectadas quando existe uma cicatriz instável ou dolorosa no resto do polegar.

A perda da falange distal e da articulação IP (lesões de nível 2) também pode não exigir reconstrução. A função pode ser preservada se o movimento da TMC e da MP for mantido.

As lesões de nível 3, até ao nível do MP, são as mais comuns e representam uma perda significativa de função. As lesões não reconstruídas resultam numa diminuição da força de preensão. Os métodos não-microcirúrgicos de reconstrução de defeitos de nível 3 podem incluir o aprofundamento do primeiro espaço da barra, mas as lesões dos músculos adutores ou tenares devem ser claramente desencorajadas num polegar já traumatizado (60).

As lesões de nível 4 resultam em danos nos músculos tenares e, por conseguinte, na instabilidade da articulação TMC. Este é um grande obstáculo à reconstrução do polegar, uma vez que a estabilidade da articulação TMC é necessária para uma reconstrução bem sucedida do polegar. As lesões a este nível requerem frequentemente alguma forma de reconstrução de tecidos moles para restaurar a oposição e o esmagamento. (60)

As lesões de nível 5 envolvem uma perda da articulação TMC. Nestes casos, a melhor maneira de restaurar a mobilidade da TMC é provavelmente efetuar uma pollicização do feixe de índices, se disponível. (60, 61, 62)

O índice

O dedo indicador é talvez o mais importante devido à sua independência de flexão e extensão, à sua capacidade de abdução e à sua proximidade do polegar. Desempenha um papel importante no beliscar preciso e na preensão direcionada. Uma boa amplitude de movimento do dedo indicador é mais importante do que o seu comprimento. No caso de amputação do PIP, toda a flexão restante do coto é deixada ao controlo do intrínseco. Isto permite uma flexão até aproximadamente 45 graus. O dedo indicador pode ser encurtado até à ponta da falange proximal e pode ainda participar na preensão direcional, na preensão e na pinça lateral. O dedo longo substitui o indicador na preensão terminal e subterminal quando há uma amputação abaixo do nível DIP. A perda electiva do dedo indicador tem sido bem estudada. Murray et al. estudaram doentes que foram submetidos a amputação electiva do dedo indicador. O estudo concluiu que a força de preensão, a força de preensão-chave e a força de supinação diminuíram cerca de 20% após a cirurgia. (58)

Em pacientes com disestesia persistente após a amputação do raio, as perdas de força de preensão foram maiores. Além disso, a força de pronação foi reduzida em 50% após a ressecção do raio. A força de pronação é utilizada para a preensão direcional. Esta redução significativa da força de pronação é causada por um encurtamento do braço de alavanca da palma da mão. Numa mão intacta, a largura do punho estende-se desde a região hipotenar até ao dedo indicador. O lado ulnar da palma representa o fulcro interno e o lado radial da palma o fulcro externo do movimento. (63)

O dedo longo e o dedo anelar

O dedo longo oferece a maior força de flexão de todos os dedos quando testado individualmente. Graças à sua posição central, pode participar na preensão de força e de precisão. Os doentes podem facilmente substituir este dedo para a preensão terminal e sub-terminal após a perda do dedo indicador. O rádio medial não possui a especialização do primeiro músculo interósseo dorsal para o desempenho das funções de preensão. (63)

Além disso, esta deslocação pode levar ao desenvolvimento de uma deformidade intrínseca do dedo longo. O dedo anelar tem menos força do que o indicador ou o dedo longo. Além disso, raramente é utilizado para beliscar ou agarrar com precisão. Tubiana et al. consideram que a perda do dedo anelar como dedo isolado deixa o menor défice funcional na mão. No entanto, se este dedo for combinado com o dedo mindinho como uma unidade funcional, pode proporcionar uma aderência adequada e substituir o indicador e o dedo longo nas manobras de preensão quando ambos os dedos são perdidos (63).

A supressão central do rádio ou a perda dos dedos anelar e longo pode levar à formação de tesouras nos restantes dígitos devido à instabilidade do ligamento metacarpiano transverso e à função interóssea comprometida. A preensão com o mandril de três pontos também fica comprometida, assim como a destreza manual, pois pequenos objectos podem cair através do defeito central. A ressecção aguda do rádio central com reparação do ligamento metacarpiano transverso pode ainda resultar em formação de tesoura nos dígitos adjacentes, fecho inadequado do gap e perda de abdução do pequeno rádio (64).

Em casos de perda digital central, o transplante de raios pode aliviar a incompetência da mão e reduzir o cisalhamento dos dígitos. Os resultados dos testes de força efectuados após o transplante de raios em casos de perda digital central revelaram uma diminuição média de 20% na força de preensão e de pinça, sendo a perda de função maior quando se transfere do dedo indicador para o dedo longo do que quando se transfere do dedo mindinho para o anelar. A perda de mobilidade foi de apenas 9% após a transferência (65).

Embora a amputação dos raios possa ser indicada em casos de perda digital central, parece mais sensato adiar esta operação depois de discutir as necessidades do doente em termos de força e movimento da mão (64).

O dedo mindinho

O dedo mindinho tem a menor força durante a flexão; no entanto, a sua perda pode ter um impacto significativo na função da mão. Na preensão digitopalmar, o quinto raio empurra objectos e ferramentas para a palma da mão. Isto deve-se ao movimento extra da articulação carpo-metacarpiana (CMC), que pode mover-se 25 graus para a frente. Os músculos hipotenares também contribuem para a estabilização, reforçando a flexão da primeira falange do dedo mindinho. Além disso, a capacidade de abduzir o dedo mindinho melhora consideravelmente a preensão. Tubiana et al. consideram que o quinto dedo, com o seu metacarpo, tem o maior valor funcional depois do polegar (57).

Perda digital múltipla :

Ao contrário da amputação de um único dedo, a amputação de vários dedos continua a ser um grande desafio. Infelizmente, a perda de vários dígitos é a regra para a mão mutilada, uma vez que os dígitos gravemente esmagados e rasgados excluem a possibilidade de reimplantação. A preservação do polegar e de um único dígito permite alguma preensão, mas a reconstrução de outro dígito é recomendada para uma função óptima. A preservação ou reconstrução do polegar e de dois dedos dos pés permite considerar a pinça Chuck, que é mais forte do que a pinça subterminal. A utilização de um terceiro dedo aumenta a estabilidade lateral durante a pinça de força. Um terceiro dedo também permite ao paciente efetuar a preensão em gancho e a preensão de força. A preensão por extensão é agora possível graças ao aumento do espaço palmar funcional, o que permite agarrar objectos maiores. (56)

Nas lesões em que todos os dedos foram perdidos, mas o polegar foi poupado, a reconstrução deve esforçar-se por obter um espaço palmar utilizável para o polegar e um cúbito oponível de comprimento razoável. Podem ser criadas figuras adicionais através de transferências microvasculares dos dedos dos pés. Outras opções incluem a transferência dos dedos dos pés funcionais restantes para posições mais úteis. A transferência dos dígitos recuperáveis para o lado ulnar da mão preserva a largura da palma e permite uma preensão poderosa e a inclusão de fórceps. A colocação radial dos dígitos reconstruídos é esteticamente mais agradável, mas não utiliza a força adicional proporcionada pelos músculos hipotenares intactos e o movimento da quinta articulação CMC. Nos casos em que todos os dedos dos pés, incluindo o polegar, foram perdidos, é necessária a reconstrução microvascular do polegar, permitindo a utilização da força adicional.

RECONSTRUÇÃO DE DEDOS MPUTADOS

Primeira avaliação :

Para qualquer doente ferido, deve ser seguida a abordagem padrão de suporte avançado de vida no trauma, com atenção imediata às vias aéreas, respiração e circulação (ABC), seguida de exames primários e secundários do doente ferido. (66)

História:

Os principais elementos da história centram-se em "quando", "onde" e "como". (67)

O momento da lesão é de importância vital, particularmente no caso de lesões desvascularizantes. O osso, a pele e o músculo - por esta ordem - têm uma tolerância decrescente à isquémia, sendo os músculos capazes de sobreviver apenas 4 a 6 horas de isquémia. (58)

A "localização" de uma ferida também é importante. As feridas na agricultura, por exemplo, estão normalmente muito contaminadas e requerem mais do que o nível habitual de desbridamento agressivo, o que muitas vezes impede o encerramento primário. (66)

Por último, **o "como"** ou o mecanismo da lesão pode ajudar a identificar a intensidade da lesão e a extensão da necrose dos tecidos ou a "área da ferida" a considerar no tratamento. As feridas cortantes envolvem normalmente uma área limitada de danos nos tecidos e são, por conseguinte, mais fáceis de tratar, exceto se a ferida cortante for de natureza tangencial. (68)

Ao planear uma operação reconstrutiva complexa ou de longo prazo, o estado geral de saúde do doente e as patologias associadas devem ser cuidadosamente examinados. Talvez o aspeto mais importante da história seja a identificação das necessidades e objectivos funcionais do doente. A idade, a ocupação, o ambiente socioeconómico e os mecanismos de apoio social do doente devem ser tidos em conta no desenvolvimento de um plano de tratamento. (66)

Exame

Regra geral, pode e deve ser efectuada no serviço de urgência uma avaliação geral do estado vascular, da sensibilidade e da função da unidade musculotendinosa, juntamente com um exame de raios X. (67)

Na maioria dos casos, as radiografias normais são suficientes, desde que se tenha o cuidado de assegurar, na medida do possível, que as talas de emergência ou os dispositivos de tração não ocultem os ossos ou as articulações subjacentes. (66)

Se estiverem envolvidas partes amputadas e se estiver a ser considerada a reimplantação, devem ser tiradas radiografias das partes amputadas. Além disso, como sempre, devem ser avaliadas as articulações proximais e distais no local da lesão. (68)

Tratamento de urgência :

Quando o doente estiver estabilizado e a atenção puder ser concentrada com segurança no membro, o aspeto mais urgente do tratamento é o controlo da hemorragia em curso. É importante nunca pinçar cegamente uma área com hemorragia e utilizar apenas pinças num vaso específico e claramente visível, tendo o cuidado de não tocar num nervo adjacente (69,

70).

Para qualquer ferida aberta, deve ser verificado o estado de profilaxia do tétano do doente e aplicada a profilaxia adequada de acordo com as diretrizes padrão. Nesta altura, deve ser iniciada a profilaxia antibiótica intravenosa adequada (71).

Plano de reconstrução digital :

O comprimento mínimo do polegar necessário para uma função adequada depende do estado dos outros dedos. Se os dedos estiverem intactos, a amputação do polegar na articulação IP, ou mesmo proximalmente, pode ser bem tolerada (72).

Os doentes que sofreram uma amputação do polegar perto do meio da falange proximal são susceptíveis de beneficiar da reconstrução do polegar. Não existe consenso sobre o número exato de dedos e o seu comprimento para uma interação suficiente com o polegar (73).

Consoante a sua posição e o seu comprimento, um único dedo pode ser utilizado para uma preensão de precisão, de oposição ou de tato (72).

É possível efetuar uma pinça de tripé mais versátil com um polegar e dois dedos opostos. No caso de uma mão com polegar mas sem dedos, recomenda-se a reconstrução deste tipo de pinça em tripé porque, em comparação com uma reconstrução com um único dedo, oferece uma melhor estabilidade lateral durante a pinça de chave, uma preensão em gancho mais forte e uma maior amplitude de preensão. (74).

Número de dígitos

Independentemente da gravidade da lesão, todos os doentes gostariam de ter quatro dedos e um polegar, mas infelizmente isso não é possível. É verdade que podemos reconstruir todos os quatro dedos e um polegar transferindo dois tandens do segundo e terceiro dedos (75,76).

No entanto, estas reconstruções oferecem apenas uma preensão fraca e uma capacidade de preensão mínima. Atualmente, considera-se que o mínimo necessário para obter um resultado satisfatório é uma preensão tripartida: dois "dedos" e um "polegar". A escolha de uma reconstrução quadrifalângica depende da presença de pelo menos um dedo (ou um resto de dedo) na mão, uma vez que não gostamos de remover mais do que um hálux e dois dedos dos pés. Caso contrário, as consequências para o pé seriam demasiado grandes. (77,78)

Posição dos números

Existe algum debate sobre o local ideal para colocar os dedos das mãos e dos pés numa mão mutilada. Na mão dominante, alguns recomendam colocar os dedos no meio do dedo indicador para permitir uma pinça fina, enquanto que na mão não dominante devem ser colocados no 4º-5º para criar uma amplitude maior. Deve notar-se, no entanto, que é melhor evitar este raio para a colocação dos dedos se o dedo indicador não estiver totalmente funcional, uma vez que seria demasiado curto nesta posição para criar um beliscão pulpar. [thth]Se os dedos reconstruídos forem colocados na posição 4 -5, obtém-se um verdadeiro beliscão pulpar, mas a extensão da primeira barra seria demasiado grande, o que é desagradável do ponto de vista estético. Na rara situação em que todos os dedos têm uma lesão semelhante, a posição preferida para os dedos dos pés é medial e anular, enquanto é melhor remover o segundo raio para alargar o espaço da barra (77-80).

No entanto, em muitos casos, as alturas de amputação não são idênticas. ndrdthth Mais importante do que as vantagens teóricas do posicionamento 2 -3 em relação ao 4 -5 é, sem dúvida, a presença e a localização das articulações funcionais. (81-84)

Questões estéticas

O primeiro objetivo é "produzir" uma mão que será utilizada. Se o tempo o permitir (em casos secundários), uma discussão honesta com o paciente sobre os limites da reconstrução e o possível resultado final (mostrando imagens de pacientes semelhantes) é extremamente útil para evitar desilusões. Alguns doentes estão dispostos a falar com outros que tenham tido problemas semelhantes para partilharem as suas experiências. (85)

Em todos os casos, quer se trate de urgência ou de reconstrução, o cirurgião deve tentar reproduzir o arco normal dos dedos. Os dedos descrevem um arco distal que, se for perturbado, mesmo que ligeiramente, dá um aspeto mutilado. Para evitar este fenómeno, recomenda-se a amputação dos dedos potencialmente não funcionais e a transposição dos metacarpos para preencher os espaços vazios(86,87).

Questões psicológicas

Por último, não devemos esquecer o doente no seu todo. As lesões devastadoras num dos lados da mão têm um enorme impacto no bem-estar do doente, já para não falar das lesões bilaterais. O medo da rejeição social é a regra, mas mais importante ainda, no grupo de trabalho, o medo de não conseguir ganhar a vida pode levar os doentes à ansiedade, à depressão ou à auto-destruição. (88)

Para o doente médio, o luto atenua-se em alguns dias e, regra geral, sente-se melhor se participar no processo de decisão e se tomar consciência de que existe um plano de reconstrução que o pode ajudar a sair do caos. Para algumas pessoas mais deprimidas, pode ser necessária uma consulta com um psicólogo e/ou um antigo doente. Em casos graves, pedimos uma consulta psiquiátrica imediata, pois podem ocorrer tentativas de suicídio durante a reconstrução. (89)

Reconstrução de figuras

É preferível começar a reconstrução o mais cedo possível, não só porque evita a necessidade de operações intermédias para obter o encerramento enquanto se espera pela operação final, mas sobretudo porque poupa estruturas importantes que teriam de ser sacrificadas se a operação fosse adiada. Alguns preferem a reconstrução secundária para permitir um "período de luto" e evitar expectativas irrealistas. (84, 85)

É preferível começar a reconstrução pelo polegar em todos os casos (wrap-around ou cut toe), porque é o que dá mais valor à mão e é a chave da função da mão (86).

Desta forma, a função é preservada entretanto e o outro pé permanece intacto para repetir a reconstrução do polegar se algo correr mal durante a primeira operação. O retalho em tandem (combinação do 2º e 3º dedos) é uma excelente alternativa quando as amputações são proximais à barra e recomendamo-lo vivamente. (87, 88)

Por fim, não se deve esquecer que alguns pacientes não querem assumir o esforço deste tipo de reconstrução e preferem uma prótese cosmética. As próteses só podem participar em pequenas actividades de pré-esforço (mesmo que estejam osseointegradas), não têm sensibilidade, desgastam-se com o tempo e são caras (89).

Transferência dos dedos dos pés para os dedos das mãos :

As semelhanças morfológicas entre os dedos dos pés, os dedos das mãos e o polegar são óbvias, mas enquanto o dedo grande do pé e o polegar têm caraterísticas anatómicas quase idênticas, os outros quatro dedos são significativamente mais curtos do que os dedos, o que os torna mais adequados para a reconstrução de um defeito numérico parcial. A diferença de comprimento também pode constituir um problema quando os dedos vizinhos permanecem intactos. A articulação na base dos dedos também tende a estender-se em vez de se dobrar e tem uma menor amplitude de movimento, e as articulações interfalângicas do segundo e terceiro dedos transferidos tendem a assumir a sua posição habitual ligeiramente fletida após o transplante. (90, 91)

Portanto, os dedos dos pés não são claramente dedos, mas como outros já disseram, "quando não há nada, há mesmo um bocadinho de muito". (92)

Foram expressas preocupações acerca do risco para o pé, particularmente se vários dedos forem transferidos para o mesmo lado(93).

As indicações e a adequação das transferências dos dedos dos pés para a reconstrução dos dedos variam na literatura. Enquanto a transferência de um segundo dedo ou de vários dedos para criar um poste ulnar para oposição do polegar num amputado de 4 dedos proximais é a indicação mais clara, as transferências para perdas menos graves de dedos têm sido descritas e são mais controversas(94, 95).

No entanto, a transferência pode ser indicada no caso de amputações subtotais dos dedos, para restaurar a preensão em tripé ou a largura e preensão da mão e, ocasionalmente, em circunstâncias especiais (por exemplo, músicos), para défices menos significativos. Consequentemente, a decisão de continuar com a TFT deve ser tomada numa base individual e baseada na compreensão tanto do resultado como da morbilidade esperada (95, 96).

A reconstrução de vários dedos do pé pode ser efectuada simultaneamente ou sucessivamente. Os defensores do enxerto duplo simultâneo (geralmente dos segundos dedos dos pés bilaterais) acreditam que este procedimento é melhor porque o doente é submetido e recupera de apenas uma operação, o tempo total passado no bloco operatório, o tempo de reabilitação e o custo total são reduzidos, o regresso ao trabalho é mais rápido e não se observou qualquer aumento da morbilidade com a cirurgia bilateral do pé(96).

A transferência articular do segundo e terceiro dedos é outra opção que alguns consideram adequada para a reconstrução de dedos amputados ao nível proximal das barras quando os restantes dedos não são mais longos que o dedo mindinho(97).

A principal desvantagem da transferência articular em comparação com a transferência separada do pé é a maior morbilidade do pé, resultando numa cicatrização prolongada, dor ao estar de pé e ao caminhar, e migração do quarto dedo do pé em direção ao dedo grande do pé(97).

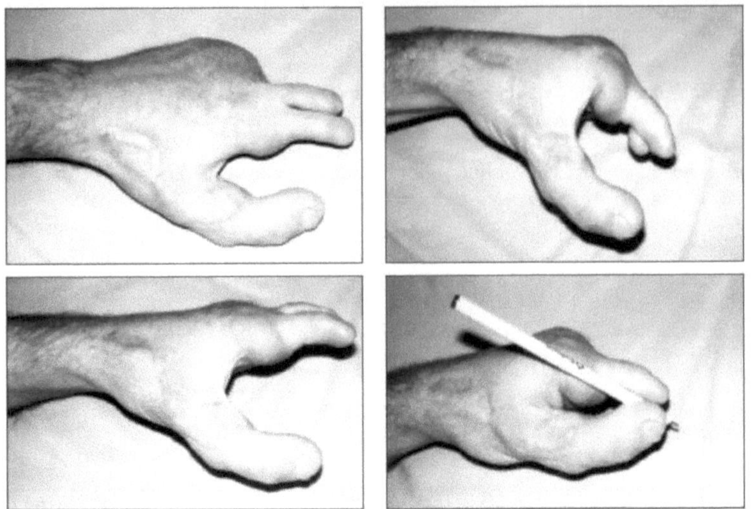

Fig (30): Reconstrução dos dedos da mão esquerda transferindo o dedo grande do pé para o polegar e o segundo e terceiro dedos do pé para o indicador ou dedo longo (90)

Ao planear a reconstrução de tecidos moles, é importante considerar o conceito de "escala reconstrutiva", originalmente descrito por Mathes e Nahai (98).

A escala de reconstrução é geralmente a seguinte:

- Conclusão primária
- Contração da ferida ("segunda intenção")
- Transplantes de pele
- NPT
- Válvula
  - Local
  - remotamente
  - Grátis

Gottlieb e Krieger sublinharam que não é adequado utilizar apenas a reconstrução mais simples e "subir a escada" quando esta falha, mas que é necessário levar o "*elevador* reconstrutivo" até ao tratamento mais adequado para a doença em questão. (99)

Em geral, os enxertos de pele em adultos devem ser colhidos com uma espessura de

(0,0010 a 0,0012 polegadas). Os enxertos de pele de espessura total podem ser colhidos a partir de uma excisão elíptica na prega da virilha, no abdómen ou na face hipotenar da mão. Os retalhos aleatórios são muito menos fiáveis do que os retalhos axiais, e o seu comprimento é limitado a uma curta distância da origem do pedículo. A parte de um retalho axial que se estende para além do vaso axial é aleatória. Em geral, os retalhos aleatórios não têm praticamente nenhum papel na reconstrução das deficiências da mão e do membro superior. Na maioria das situações, são necessários retalhos axiais robustos e fiáveis provenientes de fora da área da lesão. (99)

Dedos e mãos :

Existem vários retalhos locais aleatórios e axiais adequados para cobrir defeitos da polpa e dos dedos, bem como cotos de amputação de dedos. Estes incluem o retalho de avanço de Moberg, o retalho transversal do dedo e o retalho em forma de bandeira. No caso de dedos dos pés gravemente esmagados, a remoção do componente esquelético esmagado e a sua transformação num retalho em malha pode muitas vezes fornecer o tecido vascularizado necessário para cobrir defeitos críticos. (100)

Quando vários dedos são afectados, a aplicação do "princípio da grua" de Millard, que consiste em enterrar os dedos na gordura abdominal durante 2 semanas antes de os remover, permite por vezes obter uma cobertura vascularizada suficiente dos tecidos moles para permitir o enxerto de pele. Esta abordagem é sobretudo adequada para os defeitos dorsais e não para os defeitos palmares com exposição do tendão flexor ou do nervo digital. Para defeitos maiores, é necessário um retalho axial regional ou à distância.

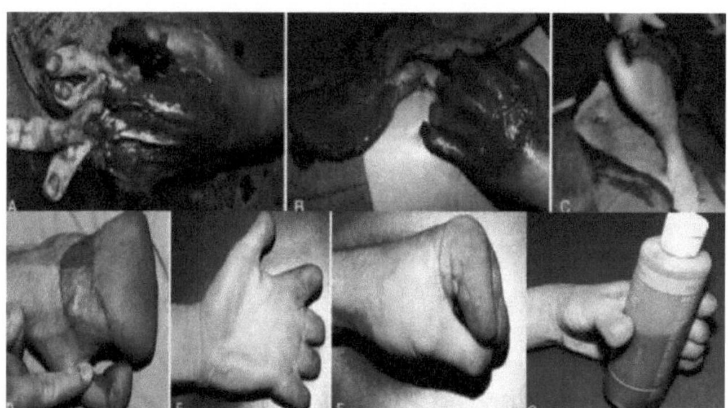

Figura (31): A-G, reconstrução de uma lesão de Degloving multi-sítio com um retalho tubular inguinal, incluindo uma libertação de sindactilia em degrau.(102)

<u>O retalho inguinal tubular:</u> é um retalho axial fiável que pode cobrir um defeito importante. É certamente um "cavalo de batalha" dos membros superiores. Não só é grande e fiável, mas também contém uma camada espessa de gordura sob a qual o tendão pode deslizar e é uma excelente base para reconstruções secundárias, incluindo tenólise, transferências de tendões e transferências de dedos da mão (102).

A desvantagem é que a mão tem de ser fixada na virilha durante, pelo menos, duas semanas, a menos que se trate de um retalho livre, o que é tecnicamente muito difícil devido ao pequeno tamanho do vaso pedicular, o que é desagradável e dificulta uma terapia eficaz da mão. Outra desvantagem é o facto de ser muito espesso e incómodo, exigindo geralmente várias operações de desengorduramento em várias fases. No entanto, os resultados são excelentes. (102)

O retalho radial do antebraço :

O outro retalho de trabalho para os membros superiores é baseado na artéria radial e vasos perfurantes. A preservação destas perfurantes durante a dissecção é essencial, devendo ter-se sempre o cuidado de assegurar que a dissecção se efectua profundamente abaixo da artéria e das suas veias. Se o retalho for transferido do braço ipsilateral com base no fluxo reverso através da artéria radial, tem a vantagem de limitar o defeito cirúrgico apenas a este membro. (102)

É obviamente crucial confirmar primeiro que a artéria ulnar remanescente e o arco palmar estão intactos, realizando um teste de Allen pré-operatório com uma sonda Doppler. A desvantagem deste retalho é que a área doadora do antebraço e o arco palmar não precisam de ser incluídos de forma significativa na área da lesão. Este retalho proporciona uma cobertura deslizante bem vascularizada, fina e funcional. É ideal para cobrir defeitos da mão e dos dedos através da abordagem palmar e dorsal, podendo mesmo alcançar as pontas dos dedos (102).

O retalho livre da fáscia anterolateral da coxa:

É utilizado quando é necessário um pedaço de fáscia maior do que o que pode ser colhido com o retalho radial do antebraço, que se baseia no ramo descendente da artéria femoral circunflexa lateral e é uma excelente escolha. Esta massa é geralmente prejudicial para a mão e o pulso. Quando colhido como um retalho perfurante suprafascial livre, pode ser bastante fino. Além disso, como a fáscia femoral é preservada, o defeito do doador é mais fácil de fechar de forma primária. (103)

Válvulas compostas e funcionamento com "peças sobresselentes" :

A cirurgia de substituição pode ser uma das raras indicações para um retalho livre de "emergência" no contexto de uma lesão lacrimal. Do mesmo modo, a pele ou a pele e o osso do rádio, com base na artéria radial, podem ser utilizados como retalho composto, quer como retalho pediculado de fluxo inverso, quer como transferência de tecido livre. Naturalmente, antes de qualquer tecido amputado ser descartado, deve ser sempre verificado se pode ser utilizado como tecido de enxerto livre, quer sob a forma de pele desengordurada, nervos, osso ou tendão (102).

Gestão/reabilitação pós-operatória

A implementação precoce de um programa de tratamento e reabilitação adequado e bem planeado é essencial para alcançar um resultado funcional ótimo. No pós-operatório, a mão deve ser sempre colocada numa posição "segura": as articulações MP em flexão para evitar o encurtamento dos ligamentos MP laterais, que pode levar a contratura na extensão MP, e as articulações IP em extensão. Se for utilizado um enxerto de pele, é importante evitar movimentos ou forças de cisalhamento sob o enxerto durante os primeiros 5 a 7 dias para permitir que o enxerto penetre e se fixe. Quanto ao resto, preferimos lavar e molhar generosamente as feridas em vez de as envolver em pensos oclusivos, nos quais o pus se pode acumular e causar infeção. A TPN, que elimina eficazmente o soro e o exsudado, é uma exceção. O penso deve ser mudado de dois em dois dias. (104)

Resultados esperados

É muito difícil quantificar os resultados esperados após uma lesão de lacuna. Embora as medidas de resultados quantitativos, como a amplitude de movimento ativa, a força de preensão, a força de pinça, a sensibilidade e outros componentes importantes, a medida de resultados mais importante é a medida em que o doente integra a mão reconstruída nas actividades diárias (105).

Existem várias classificações de resultados especificamente concebidas para o membro superior, incluindo o Hand Injury Severity Score (HISS), o Hand Function Score (HFS), o Disabilities of Arm, Shoulder, and Hand (DASH) e o Michigan Hand Questionnaire (MHQ). (106-108)

Há muito que se pensa que, devido à complexidade das funções mecânicas e sensoriais da mão, quase todas as funções sensoriais são preferíveis a uma prótese. Não existe um sistema de pontuação que preveja de forma fiável o resultado quando se tomam decisões sobre a reconstrução ou amputação do membro superior. (109)

prótese :

Até ao final dos anos 90, o tratamento com próteses era limitado pela falta de próteses electrónicas aceitáveis e de parâmetros de tratamento precisos (110).

No entanto, no início do século XXI, a situação tinha-se alterado. No entanto, no início do século XXI, a situação tinha mudado: os avanços nas próteses dos membros superiores, outrora reservados aos laboratórios de investigação, estavam a começar a ficar disponíveis comercialmente. A disponibilidade destas novas próteses constitui um desafio para o ortoprotésico responsável pelo tratamento (110).

Avaliação do doente

A história de vida, o estilo de personalidade, a fase da vida, a rede de apoio social e outros factores são examinados. As amputações traumáticas exigem uma avaliação cuidadosa do tecido cicatricial, da amplitude de movimentos e da densidade dos tecidos. (111)

Embora a dor seja mais comum nas amputações falangeais, também pode ocorrer nas amputações proximais. A manutenção do comprimento é importante, mas a manutenção de tecido que deveria ser removido pode comprometer seriamente a função de toda a mão. Finalmente, deve ser tida em conta a predominância do membro (111).

Objectivos dos cuidados protéticos: (112)

1. Proteção das existências residuais.
2. Estabilidade bimanual que permite a realização de uma tarefa tanto com a mão contralateral como com a mão afetada.
3. Restabelecimento dos regimes de representação.

4. Cosmologia e sustentabilidade aceitável.

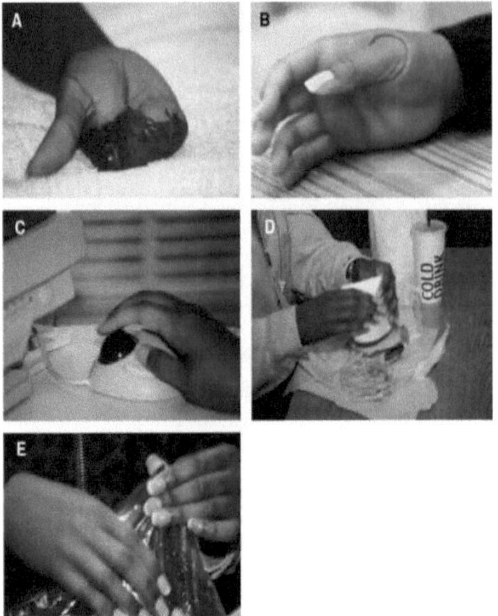

Figura (32) Uso passivo de próteses. A, amputação traumática ao nível transmetacarpiano. B, aspeto da prótese passiva. C a E: Exemplos de como o amputado pode utilizar a prótese passiva (111).

DISTRACÇÃO OSTEOGENESE

A osteogénese de distração, atualmente um método padrão de alongamento ósseo, baseia-se no "princípio da tensão" proposto por Ilizarov (113 e 114).

Ilizarov afirmou que a forma e o tamanho do osso são influenciados pela carga colocada no osso e pelo seu fornecimento de sangue. Se o fornecimento de sangue aumentar em conformidade, uma maior carga sobre o osso conduz a um aumento do tamanho do osso. Estudos moleculares recentes indicam que a cascata de factores de crescimento desempenha provavelmente um papel importante na distração. (114)

A osteogénese por distração dos ossos longos depende de dois factores locais:

(a) O estiramento mecânico leva a um aumento da população fibroblástica de células mesenquimais indiferenciadas.

(b) A hipóxia devida à dilatação dos vasos e à compressão celular induz o metabolismo das proteínas de stress osteogénico.

O regresso gradual às condições aeróbicas através da neoangiogénese garante a durabilidade das novas estruturas ósseas (115).

Caraterísticas histológicas, radiológicas e vasculares :

Foram relatadas variações histológicas na zona de distração. No entanto, a maioria dos estudos histológicos do método de Ilizarov confirmaram que, ao contrário da consolidação da fratura, a formação óssea durante a osteogénese de distração é principalmente uma ossificação intramembranosa que ocorre em áreas uniformes (116, 117).

Uma zona central, denominada interzona fibrosa (FIZ), composta por colagénio de tipo I, abrange áreas adjacentes de invasão vascular, onde osteoblastos em proliferação e em diferenciação depositam osteoide ao longo dos feixes de colagénio. As células da interzona têm concentrações elevadas de fosfatase alcalina, ácido pirúvico, ácido lático e enzimas redox (118, 119).

Os seios vasculares recém-formados (150-250 m de diâmetro) parecem ser os locais a partir dos quais a formação óssea foi iniciada dentro da fissura de distração. À medida que o espaço de distração aumenta, as colunas ósseas alongadas que foram cristalizadas longitudinalmente ao longo dos feixes de colagénio orientados aumentam em comprimento e diâmetro, enquanto a FIZ permanece com cerca de 4 mm de comprimento.... (120-122)

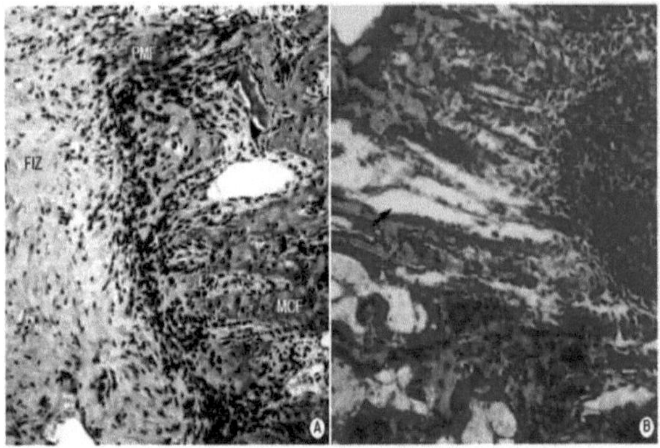

Fig (33): Um padrão histológico zonal típico pode ser observado num modelo de rato de alongamento da tíbia por osteogénese de distração (0,5 mm/dia em duas fases). (A) Maior densidade de células em proliferação (B) Seios vasculares recém-formados (150-250 m de diâmetro). (H&E, x 100) (113)

Quando a distração é interrompida, o espaço começa a consolidar-se. Os pilares ósseos formados pelas superfícies locais do hospedeiro acabam por se ligar uns aos outros e rapidamente reformulam a macroestrutura e a microestrutura correspondentes (123).

O aumento da formação e remodelação óssea parece dever-se a um maior recrutamento e ativação de células formadoras e reabsorventes de osso, e não a um aumento da atividade de células individuais. Vários autores confirmaram a proliferação celular sustentada durante o período de distração através da coloração imuno-histoquímica com bromodeoxiuridina ou antigénio nuclear em proliferação (PCNA), bem como com 3H-timidina. A maior densidade de células em proliferação foi observada na área entre o FIZ e o MCF. (124, 125)

A progressão da cicatrização no espaço de distração, desde a zona central de crescimento de colagénio até às colunas mais periféricas de osso mineralizado, dá uma aparência radiográfica caraterística. Durante a fase de distração, são normalmente observadas três zonas distintas: uma zona central radiolúcida (interzona), uma zona de aumento da densidade óssea (zona de esclerose) e uma zona de baixa densidade (zona de remodelação). (126, 127)

Aronson referiu que a taxa de formação óssea linear em modelos experimentais se situava entre 200 e 400 ц m/dia. Esta taxa é quatro a oito vezes mais rápida do que o crescimento mais rápido da fise num adolescente (50 цш/dia) e corresponde à do fémur fetal (126-128).

Tipo de ossificação

Os processos histológicos e moleculares durante a osteogénese de distração partilham muitas caraterísticas com a consolidação normal de fracturas, particularmente durante o período de latência. No entanto, a taxa de formação de novo osso é duas vezes superior durante a osteogénese de distração (129, 130).

Após três a quatro semanas de distração, as radiografias normalizadas dos indivíduos mostram um espaço central radiolúcido, embora os exames histológicos, a tomografia computorizada quantitativa e a DEXA mostrem a deposição de novo mineral ósseo neste espaço logo no décimo dia de distração (131, 132).

As técnicas histológicas, imunohistoquímicas e de hibridação in situ mostraram que ocorrem três tipos de ossificação durante a osteogénese de distração (133,134).

Na fase inicial da distração, pode haver formação óssea endocondral típica, como na consolidação de fracturas, mas a formação óssea intramembranosa é o mecanismo predominante de ossificação, particularmente nas fases posteriores. Yasui et al. propuseram um terceiro mecanismo de ossificação, denominado "formação óssea transcondróide". (135, 136)

Acoplamento da angiogénese e da mineralização :

Vários relatórios documentam, com base em exames microangiográficos e cintigráficos quantitativos, um aumento significativo do fornecimento de sangue durante a osteogénese de distração (137,138).

Estudos de perfusão regional demonstraram que o fluxo sanguíneo durante a fase de distração no local de formação óssea é até dez vezes superior ao dos indivíduos de controlo. O fluxo sanguíneo, que é cerca de três vezes superior ao dos controlos, é mantido durante pelo menos 17 semanas após a corticotomia. (139,140).

O aumento do fluxo sanguíneo também é observado no local distante da formação óssea no mesmo segmento. A função hematopoiética aumenta com o aumento do fluxo sanguíneo (137).

A análise imunohistoquímica também forneceu pistas para a angiogénese ativa com a identificação de dois componentes da membrana basal vascular, a laminina e o colagénio de tipo IV (137,140).

A distração também utiliza o tecido mole nativo sensível e o fornecimento vascular sobre a parte estendida ao longo da reconstrução. Quando indicada, a distração alargada oferece uma ferramenta de gestão adicional para o tratamento de mãos com défices esqueléticos (141-144).

Indicações:

Na mão, a ausência parcial congénita ou pós-traumática de um ou mais raios digitais pode ser tratada através do alongamento da distração. (145-147)

Contra-indicações:

O prolongamento da distração não é aplicável em caso de falta de vontade do paciente ou da família. O doente e a família devem chegar a acordo sobre a duração do procedimento, a

o potencial de complicações, a necessidade de monitorização diária e de manutenção do local da agulha e a necessidade de evitar qualquer atividade nociva (147,148).

Mecanismo:

A osteogénese de distração (calotase) baseia-se no princípio da distração lenta através de uma área de calo de fratura em cicatrização. Esta técnica foi desenvolvida por Ilizarov, De Bastiani, Monticelli e Spinelli, bem como por Paley, e a sua biologia foi elucidada por Aronson, Green e outros (148).

A aplicação da calotase no membro superior é relativamente recente, mas as séries relatadas têm demonstrado uma capacidade de alongamento de segmentos esqueléticos com consolidação completa no osso normal (149).

Procedimento: (148,149,150)

Incisão da pele :

- Na mão, o acesso dorsal é preferível para evitar danos nos tendões e nos músculos intrínsecos.

- O alongamento individual dos dedos utilizando dispositivos separados é preferível, uma vez que esta técnica permite que a excursão digital individual seja mantida durante toda a fase de alongamento e consolidação.
- Isto permite proteger o mecanismo de extensão, colocar pinos em ambas as extremidades da incisão e efetuar uma osteotomia central do osso.
- É efectuada uma incisão longitudinal imediatamente acima do local onde os pinos são inseridos. O comprimento da incisão deve ser ligeiramente superior à distância entre os dois pinos de fixação.
- A dissecção romba é utilizada para proteger as estruturas dos tecidos moles circundantes.
- O periósteo é incisado de forma limpa na área onde os fios vão ser inseridos. O periósteo é parcialmente retraído para identificar os limites e o contorno do osso.
- A mesma técnica é utilizada para a fixação distal dos metacarpos e das falanges.
- Após a colocação dos dois conjuntos de dois pinos, pode ser colocado um terceiro conjunto de pinos se for importante a estabilização das articulações adjacentes.

Osteotomia :

- O periósteo é incisado num ponto central entre os dois fios principais e levantado circunferencialmente apenas no local da osteotomia.
- A osteotomia é então efectuada com um osteótomo nos adultos ou com uma lâmina de bisturi romba nas crianças pequenas.
- É absolutamente essencial preservar e proteger o periósteo para o posterior encerramento do local da osteotomia.

O periósteo é um tecido de regeneração óssea altamente vascularizado que envolve os elementos centrais da medula óssea de forma circular.

- A osteotomia *não* deve ser efectuada com uma serra oscilante ou qualquer outro instrumento que produza calor.

A metáfise é o local preferido para a osteotomia, embora a diáfise possa ser a única opção.

- O osso metafisário tende a formar osso novo mais rapidamente. Como resultado, uma osteotomia diafisária está associada a uma regeneração mais lenta, embora a cicatrização não seja normalmente um problema em crianças pequenas.
- A osteotomia transepifisária permite a formação óssea mais rápida; no entanto, como

já referimos, a paragem física é inevitável.

- Em particular, a idade mais jovem leva a uma regeneração óssea mais rápida no espaço de distração.

Encerramento :

- Antes de montar o dispositivo e depois de verificar a posição dos pinos, é efectuado um encerramento dos tecidos moles.
- O periósteo é suturado com fio de sutura absorvível 6-0. As outras estruturas de tecidos moles podem voltar à sua posição anatómica.
- O tecido subcutâneo é abordado com suturas invertidas, simples e absorvíveis, depois a pele é geralmente fechada com suturas simples, absorvíveis e interrompidas.
- É aplicado um penso estéril, volumoso e flexível durante os primeiros 5 dias nas crianças e os primeiros 7 dias nos adultos. Este "período de atraso" permite a formação precoce de um calo, que servirá de substância para a distração do calo.

O processo de renovação :

- O processo de alongamento começa 5 dias após a operação nas crianças e 7 dias nos adultos.
- São efectuados quatro incrementos diários de 0,25 mm cada, ao pequeno-almoço, ao almoço, ao jantar e ao deitar. Esta distração lenta em pequenos passos minimiza o estiramento dos tecidos moles e estimula a cicatrização pelo calo da fratura, que estimula mecanicamente a produção de neoformação óssea endosteal e periosteal.
- Do ponto de vista biológico, o processo inicia-se com o desenvolvimento de tecido fibrovascular e a proliferação de vasos sanguíneos sinusoidais. A esta fase segue-se a produção precoce de matriz óssea pelos osteoblastos, com uma maturação cada vez mais ordenada e progressiva das corticais e do osso trabecular intramedular.
- Por fim, a arquitetura normal da medula óssea é formada quando a consolidação está completa. Este processo ocorre durante todo o período de extensão, mas a consolidação não está completa até que a extensão esteja completa.
- Em geral, a fase de consolidação dura duas a três vezes mais do que a fase de extensão.
- O doente ou os pais mantêm um diário de cada extensão diária, registando cada fase da extensão. Este registo é comparado com a calibração do dispositivo de extensão para confirmar que a extensão é realizada corretamente.
- Os locais de injeção são limpos duas vezes por dia, depois de os pensos terem sido removidos. Os locais de injeção são limpos com um cotonete esterilizado embebido

em peróxido de hidrogénio.

- Isto remove o sangue coagulado da zona da agulha. Após a primeira semana de limpeza, passamos a efetuar uma limpeza semelhante com álcool duas vezes por dia. Isto ajuda a secar a pele à volta dos pontos de injeção. Foi demonstrado que a limpeza duas vezes por dia remove adequadamente os depósitos à volta das agulhas sem irritar ou causar qualquer irritação na pele circundante.

Complicações :

A técnica da calota está associada a várias complicações. (151)

- **As infecções superficiais por picada de agulha** são as complicações mais frequentes. As infecções profundas por picada de agulha são raras. Pode ocorrer uma infeção profunda após um enxerto ósseo secundário e fixação interna. A infeção no local da injeção pode ser minimizada através do tratamento cuidadoso dos tecidos moles, da colocação cuidadosa dos fios para assegurar uma fixação adequada e de cuidados pós-operatórios cuidadosos no local da injeção(152-154).
- **As subluxações articulares** ocorrem durante a calota, mas o controlo adequado das articulações adjacentes durante o processo de alongamento pode evitar ou minimizar estas complicações. As contracturas articulares devem ser resolvidas cirurgicamente antes da extensão e os segmentos proximal e distal devem ser estabilizados. A subluxação articular ou a deformidade angular podem ser evitadas através do controlo da articulação com um terceiro conjunto de fios. Os fios de tamanho adequado, colocados paralelamente uns aos outros e a distâncias adequadas do dispositivo de fixação, podem evitar a flexão e a quebra dos fios (155).
- **A rigidez das articulações adjacentes** deve ser cuidadosamente monitorizada e minimizada através de fisioterapia e exercício físico. (156)

- **Angulação do segmento estendido:** pode ser evitada estendendo-o através de um fio-guia central, como descrito por Wenner. Recentemente, Dhalla e colaboradores mostraram que esta técnica é uma ferramenta valiosa para a extensão de falanges congénitas curtas em situações em que um único pino de fixação pode ser colocado em ambos os lados da osteotomia. Este fio guia é particularmente útil para o alongamento de adultos, especialmente para o alongamento do polegar, que tem tendência para angular (157),(148).
- **Consolidação prematura: trata-se de** uma complicação que limita o comprimento

total que pode ser alcançado. Esta complicação deve-se geralmente a uma informação insuficiente do doente ou a uma falta de adesão, o que leva a um atraso no alongamento e, por conseguinte, a uma consolidação prematura. Além disso, nos doentes jovens, o osso tende a consolidar-se mais rapidamente do que nos adultos (158).

Para que o processo de renovação se inicie e prossiga de acordo com um calendário bem definido, é essencial que o doente e a sua família se informem cuidadosamente e cumpram as suas obrigações. Se a extensão decorrer de acordo com o planeado, a consolidação prematura pode quase sempre ser evitada. O tratamento cuidadoso e delicado do periósteo, o encerramento cuidadoso e a escolha adequada do local da osteotomia ajudam a evitar esta complicação. (159)

- **Falha de consolidação:** no espaço de distração, pode resultar da rutura do tecido mole circundante ou do periósteo durante a operação e consequentes danos no fornecimento de sangue no local da extensão. A falha de consolidação também pode ser o resultado de um alongamento devido a osso disvascular ou a um alongamento demasiado rápido. (160)
- **Fratura de segmento alongado:** pode ocorrer no local do fio ou através do osso regenerado. Esta complicação pode ser minimizada através de uma técnica adequada durante a inserção inicial do fio, de cuidados cuidadosos com o local do fio, da prevenção de traumatismos e da manutenção de uma fixação adequada até à consolidação completa do osso regenerado, com proteção adicional após a remoção do dispositivo. A consolidação de pelo menos três corticais deve ser demonstrada radiograficamente antes da remoção do dispositivo. (161)

Em geral, a fixação deve ser mantida durante pelo menos duas vezes o tempo de extensão inicial em crianças e três vezes o tempo de extensão inicial em adultos. A paciência e a observação cuidadosa das radiografias para garantir que a consolidação está completa ajudarão a evitar fracturas devidas a osso regenerado imaturo em resultado da remoção prematura do dispositivo. As radiografias devem ser examinadas para verificar a continuidade cortical em pelo menos três lados e a aparência confluente do osso intramedular. (162)

- **A dor é** mais frequente nos adultos do que nas crianças, sobretudo em casos de extensão após um traumatismo. A dor pode dever-se ao estiramento de nervos previamente cortados e embebidos em tecido cicatricial. A dor nas crianças é normalmente o resultado de uma infeção local temporária ou pode indicar que a tensão máxima tolerável do tecido mole foi atingida. Ocorre dor nos tecidos moles; reduzir o ritmo do alongamento para duas vezes (0,5 mm) por dia durante 3 a 5 dias alivia frequentemente a dor. A dor persistente nos tecidos moles indica o fim do alongamento e geralmente desaparece quando a distração é interrompida(163).

- Podem ocorrer **erosões dos tecidos moles distais** se a área alargada estiver mal coberta (por exemplo, por tecido cicatricial vascularizado ou enxertos de pele). Este problema pode ser evitado através da cobertura pré-operatória do retalho e de uma monitorização cuidadosa durante o processo de extensão. Os danos nos tecidos moles da extremidade do membro alargado podem ser minimizados observando cuidadosamente a extremidade para detetar sinais de tensão excessiva ou vascularização reduzida, um sinal para parar ou, pelo menos, abrandar o processo de alongamento. (160)
- Podem ocorrer **feridas no caracol**, mas estas são evitadas colocando cuidadosamente os fios no exterior das placas de caracol. O alongamento pode ser conseguido através de uma placa fiseal com a formação de uma boa regeneração óssea, mas isso deve ser reservado para crianças que se aproximam da maturidade esquelética, pois leva a um fechamento posterior da fiseal. (155) A maioria dessas complicações pode ser evitada, no entanto, evitando-se as armadilhas que podem surgir durante o processo de tratamento. (149)

DOENTES E MÉTODOS

Doentes:

Entre julho de 2011 e janeiro de 2014, 15 pacientes com 20 dedos encurtados (na sequência de queimaduras ou traumatismos) foram admitidos no Hospital Universitário de Mansoura (Centro de Cirurgia Plástica e Queimaduras) e no Hospital Universitário Ahmed Maher.

Nestes doentes, os dedos amputados foram alongados utilizando a técnica de osteogénese de distração para restaurar o comprimento e a função do estado anterior à amputação.

Foram excluídos os doentes com lesões potencialmente fatais, os fumadores e os doentes com antecedentes médicos (tais como diabetes mellitus, doença cardíaca, infecções sistémicas ou locais e/ou doença vascular periférica). Foram também excluídos os doentes idosos e os doentes com perturbações psicóticas.

métodos :

Pré-operatório :

- Todos os pacientes deram o seu consentimento informado para este método de tratamento.
- Se a paciente recusar a operação ou já não desejar submeter-se a ela, tem o direito de escolher outras opções de reconstrução.
- A avaliação pré-operatória dos dedos encurtados foi efectuada através de uma história completa, incluindo a idade, os dedos envolvidos, o grau de encurtamento, a causa do encurtamento, o lado dos dedos envolvido, lesões associadas e um exame físico completo.
- A avaliação pré-operatória da função da mão foi efectuada através de testes :
  - o A sensibilidade do coto amputado, se existir, e se não existir, o valor da sensibilidade tátil será zero.
  - o As sete pegas (a forma como o doente consegue agarrar e segurar diferentes objectos) são as seguintes

1. A aderência do terminal foi testada através da captura de uma caneta.
2. A aderência sub-terminal foi testada segurando uma folha de papel.
3. A aderência da chave foi testada segurando numa chave.
4. A aderência do mandril foi testada segurando num mandril.
5. A aderência do gancho foi testada segurando numa mala.

6. O manípulo de potência foi testado segurando o cilindro.
7. A pega de aperto foi testada segurando uma bola ou uma lata.

- Exame radiológico: Foram efectuadas radiografias para confirmar o estado e as dimensões.
- Fotografias: foram tiradas para documentar o estado pré-operatório e para documentar os resultados pós-operatórios numa data posterior.

Operacional :

Todos os pacientes do estudo foram tratados com a técnica de osteogénese de distração em dedos encurtados.

Procedimento:

(1) Incisão da pele :

- O acesso dorsal foi preferido devido à sua facilidade de acesso e para evitar danos nos tendões e na musculatura intrínseca.
- Foi efectuada uma incisão longitudinal imediatamente acima do local onde o pino deveria ser inserido.
- O comprimento da incisão deve ser ligeiramente superior à distância entre os dois pinos do fixador.
- Foi efectuada uma dissecção romba para proteger as estruturas dos tecidos moles circundantes.
- O periósteo foi incisado de forma limpa no local onde os pinos deviam ser inseridos.
- O periósteo foi parcialmente empurrado para trás, a fim de identificar os limites e o contorno do osso.
- Foram utilizados dois conjuntos de dois pinos.

-

---

(2) Osteotomia :

- Num ponto central entre os dois fios principais, o periósteo foi incisado apenas no local da osteotomia.
- A osteotomia foi então efectuada com um osteótomo nos adultos ou com uma lâmina de bisturi romba nas crianças pequenas.
- Era absolutamente essencial preservar e proteger o periósteo para que o local da osteotomia pudesse ser fechado posteriormente.
- A osteotomia não deve ser efectuada com uma serra oscilante ou qualquer outro instrumento que produza calor.
- A metáfise foi o local preferido para a osteotomia, embora a diáfise possa ser a única opção.

(3) Encerramento :

- Antes de montar o dispositivo e depois de verificar a posição dos pinos, foi efectuado um encerramento dos tecidos moles.
- O periósteo foi suturado com fio de sutura absorvível 6-0. Permitiu-se que as outras estruturas de tecidos moles regressassem à sua posição anatómica.
- O tecido subcutâneo foi abordado com suturas simples absorvíveis invertidas.

- A pele foi geralmente fechada com suturas simples absorvíveis interrompidas.
- Foi aplicado um penso estéril espesso e flexível durante os primeiros 5 dias nas crianças e durante os primeiros 7 dias nos adultos.
- O dispositivo utilizado consistia numa barra em espiral deslizante e em 2 cubos de fixação que mantinham os fios K e a barra em espiral no lugar.

Pós-operatório :

- Antibióticos parenterais durante 2 dias, seguidos de antibióticos orais durante 5 dias.
- Tratamento de feridas e pensos de dois em dois dias
- Deambulação precoce e alta hospitalar (3-5 dias de pós-operatório).
- Remoção das suturas da ferida 10 dias após a operação.
- O processo de distração começou após 5 dias nos bebés e após 7 dias nos adultos.

- Foi pedido ao doente que rodasse a barra 90 graus em 4 intervalos regulares por dia. Os 360 graus correspondentes a uma rotação completa correspondiam a 1 mm por dia.
- A velocidade da distração foi adaptada em função da presença de dor, desconforto ou branqueamento.
- Quando o comprimento desejado foi atingido, o processo de distração foi interrompido.
- Os doentes foram monitorizados por radiografia para garantir a cicatrização e a consolidação.
- Os doentes foram examinados de 2 em 2 semanas durante o período de distração e de 4 em 4 semanas durante a consolidação.
- Os fios Kirschner no local de inserção foram limpos diariamente com álcool. Os fios K foram deixados no local para garantir o processo de consolidação e evitar complicações.
- O período de consolidação foi duas vezes mais longo do que o período de distração.

Os resultados foram avaliados da seguinte forma:

- ❖ Os resultados clínicos foram avaliados de acordo com o comprimento final obtido.
- ❖ Foi efectuada uma análise estatística para comparar o comprimento pré-lesão com o comprimento final distraído.
- ❖ Resultado funcional (teste de capacidade de utilização dos 7 punhos e de sensibilidade tátil).
- ❖ Resultado cosmético: os doentes foram avaliados de acordo com o seu aspeto cosmético, com pontuações de 0 a 10, divididas em quatro níveis (muito bom com valores de 8 a 10, bom com valores de 7 e 8, médio com valores de 5 e 6 e mau com valores de 0 a 4).
- ❖ Satisfação dos doentes (satisfeitos e insatisfeitos).

- Presença ou ausência de complicações.

Análise estatística :

Os dados foram introduzidos no Microsoft Office Excel 2007 e apresentados sob a forma de tabelas. A análise estatística foi efectuada com recurso ao SPSS versão 15.

- Os dados paramétricos foram resumidos como mínimo, máximo, intervalo, média e DP.
- Os dados não paramétricos foram expressos em números e percentagens.
- Foi utilizado um teste t emparelhado para comparar os mesmos parâmetros antes e depois da operação.
- Um valor de p bilateral <0,05 foi significativo, <0,01 foi altamente significativo e >0,05 foi insignificante.

CASOS CLÍNICOS

Uma menina de 7 anos, a quem foi amputado o polegar esquerdo, sofreu uma distração do polegar esquerdo.

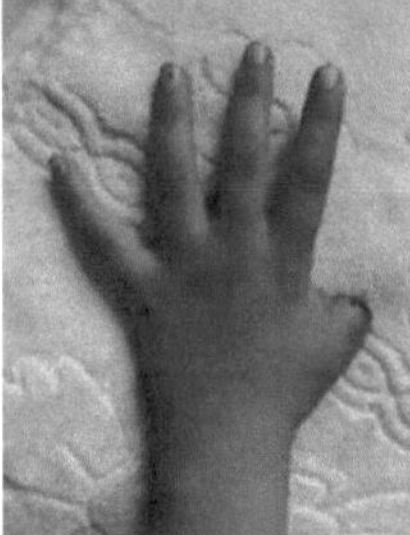

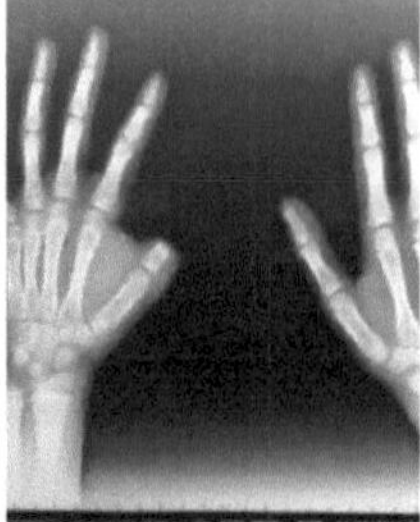

Uma fotografia (esquerda) e uma radiografia (direita) mostram o polegar esquerdo amputado.

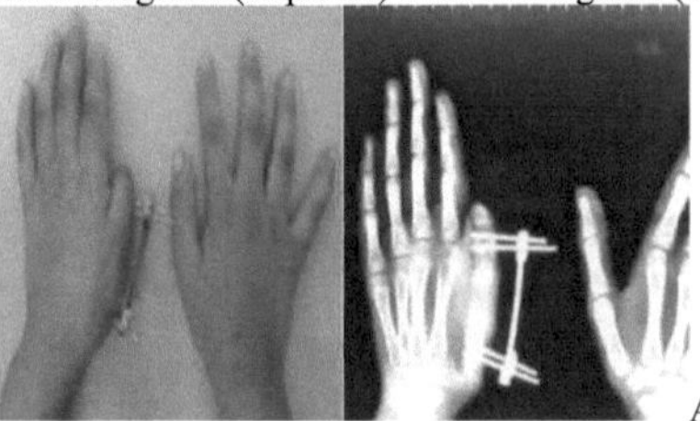

A fotografia (esquerda) e a radiografia (direita) mostram o processo de distração do polegar esquerdo.

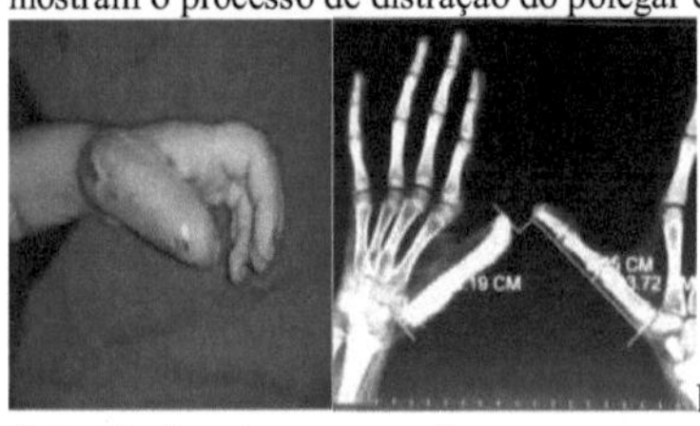

Fotografia (esquerda) e radiografia (direita) após distração do polegar esquerdo.

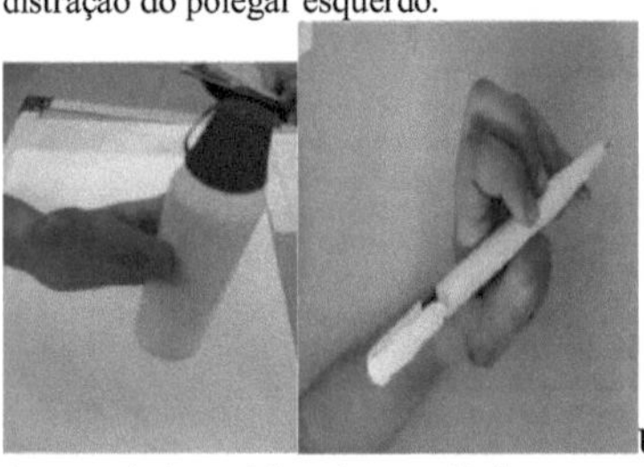

Um rapaz de 8 anos com uma amputação pós-traumática dos três dedos médios da mão direita.

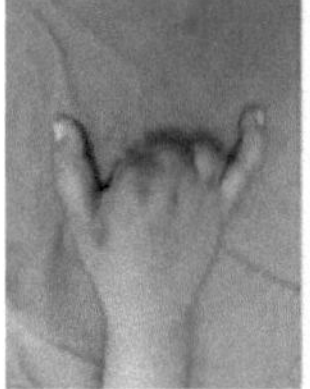

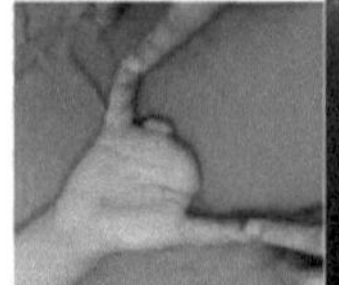

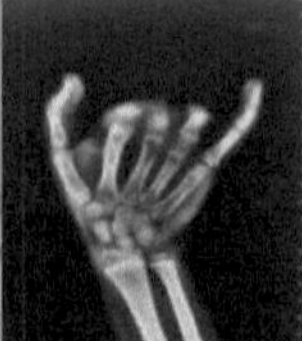

Fotografias palmar e dorsal (esquerda) e radiografia (direita) do membro amputado. três dedos do meio.

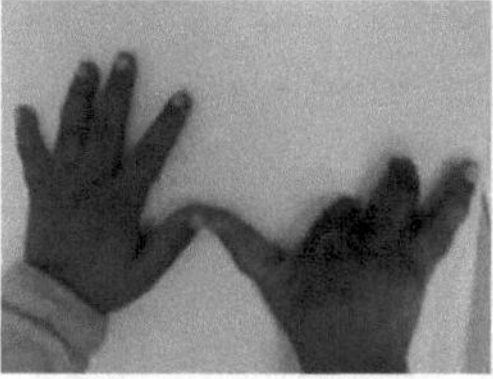

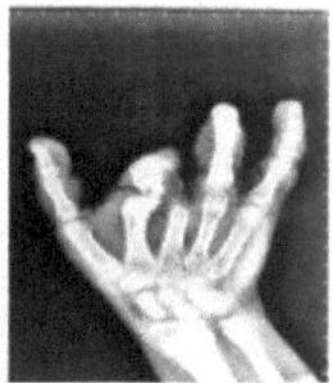

Fotografia (esquerda) e radiografia (direita) mostrando os dedos indicador e anelar desviados.

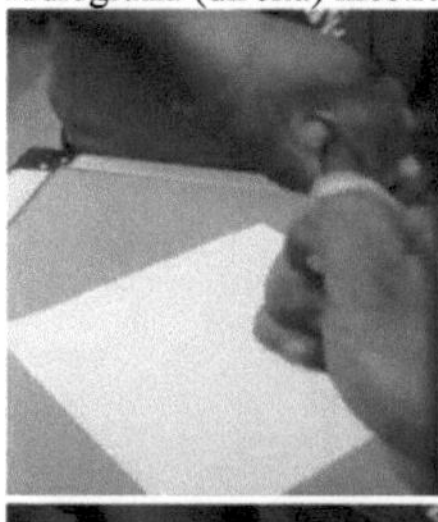

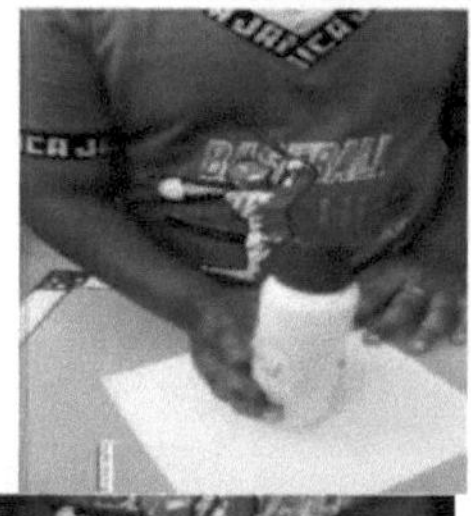

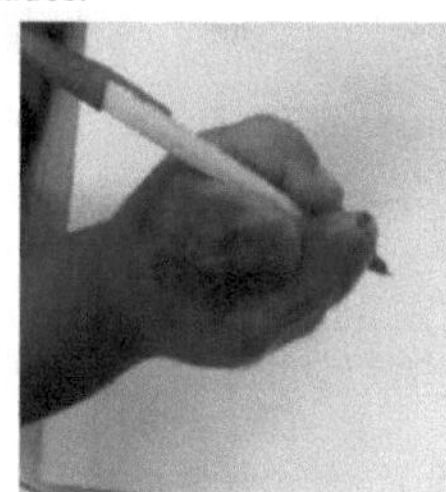

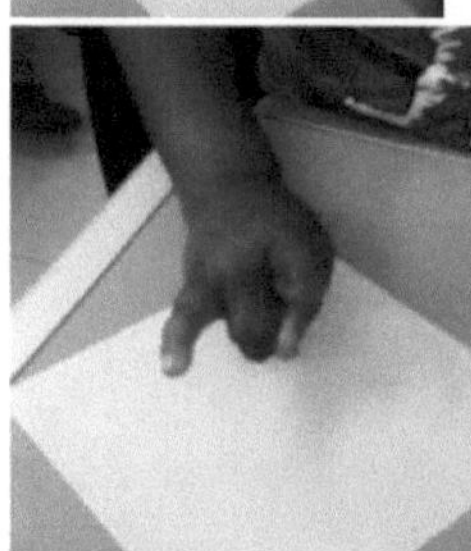

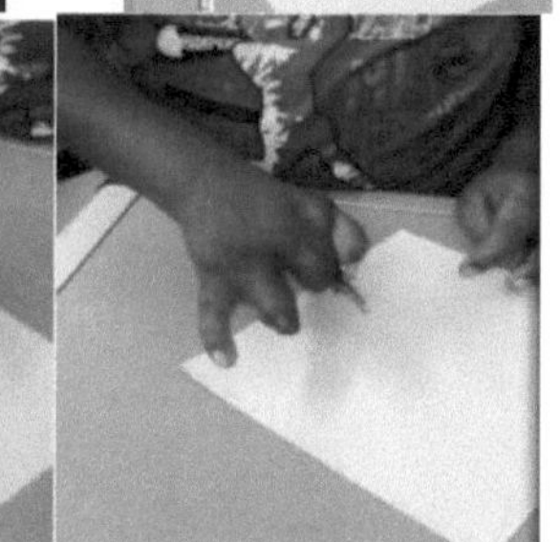

As fotografias A, B, C, D e E mostram a utilização de diferentes pegas para segurar objectos após a distração dos dedos indicador e anelar.

Menina de 5 anos com perda das falanges terminal e média da mão direita na sequência de uma queimadura. Distração dos dedos médio e anelar direitos.

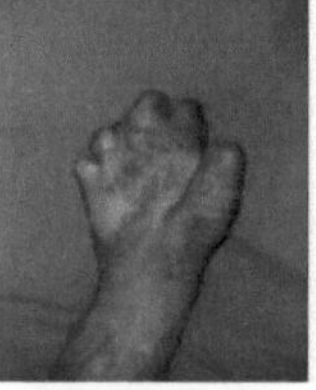

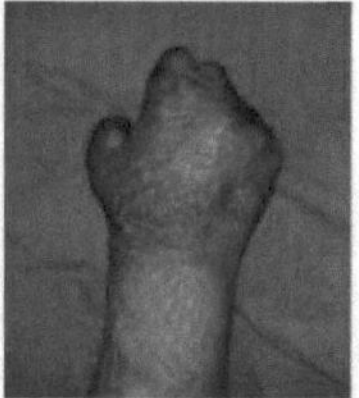

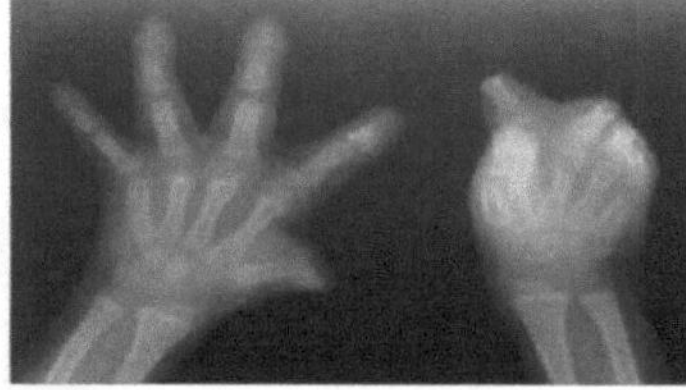

Falanges dos três dedos médios da mão direita.

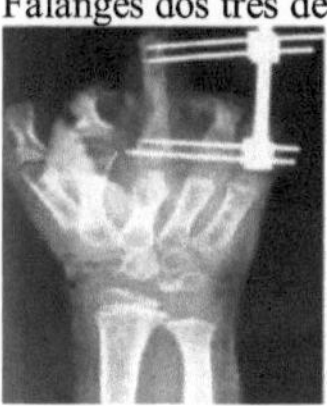

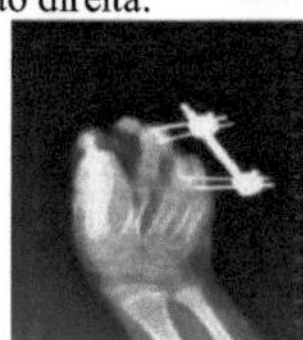

Fotografias palmar e dorsal (esquerda) e radiografia (direita) mostrando a perda de osso distal e medial.

Radiografias mostrando o processo de distração das duas falanges proximais medial e anular da mão de quem escreve.

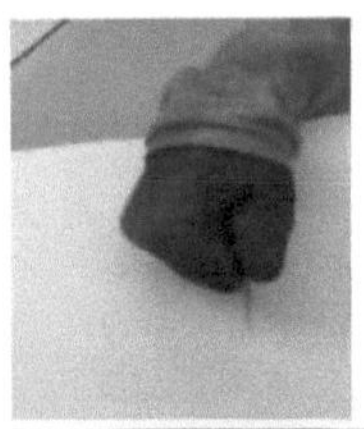
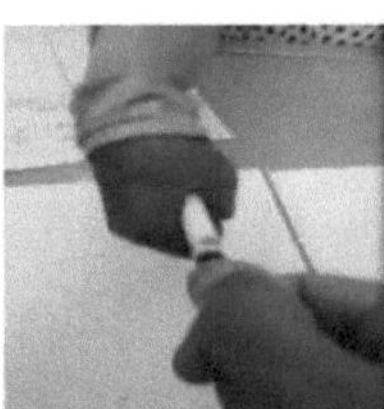
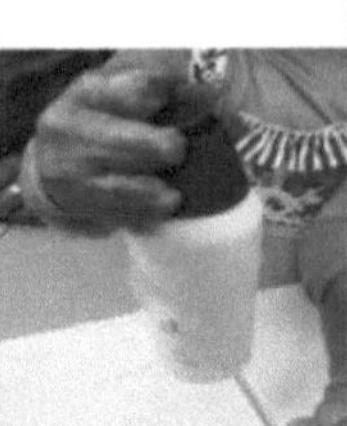
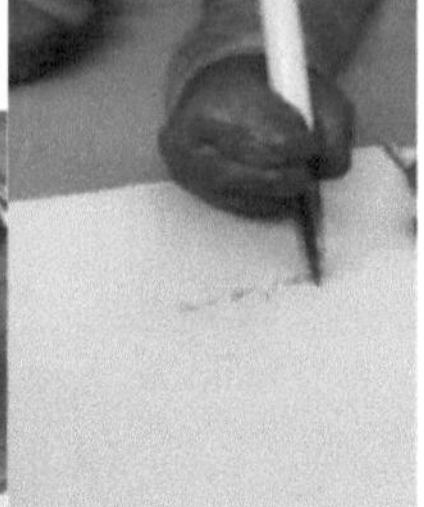

As fotografias A, B, C, D e E mostram a utilização de diferentes pegas para segurar objectos após a distração dos dedos indicador e anelar.

Um homem de 20 anos com perda pós-traumática do polegar esquerdo. Distração do metacarpo.

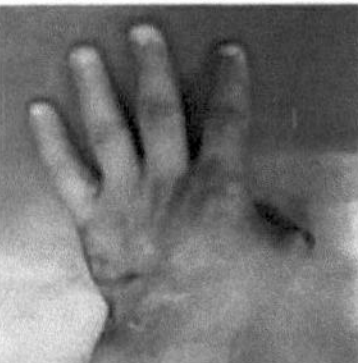
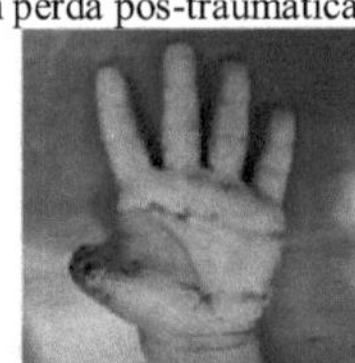
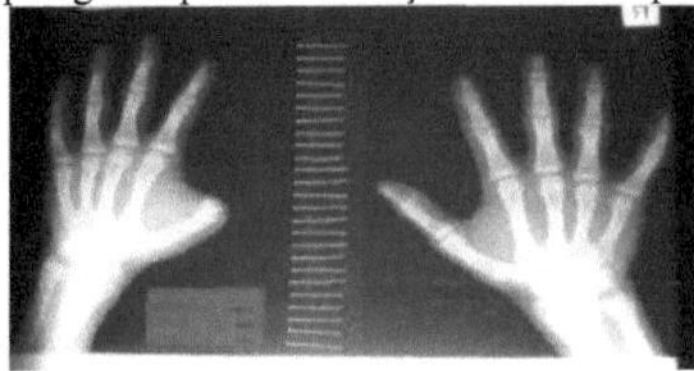

Fotografias e radiografia após amputação do polegar esquerdo.

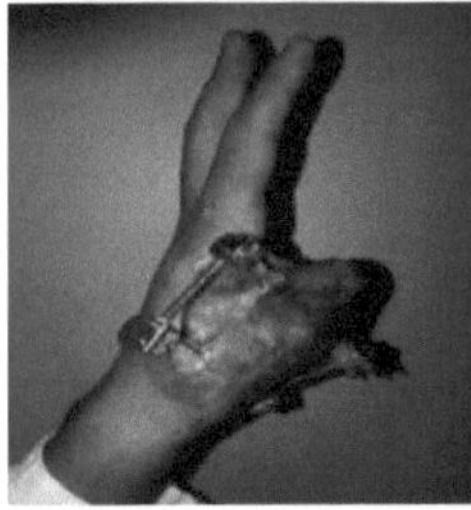
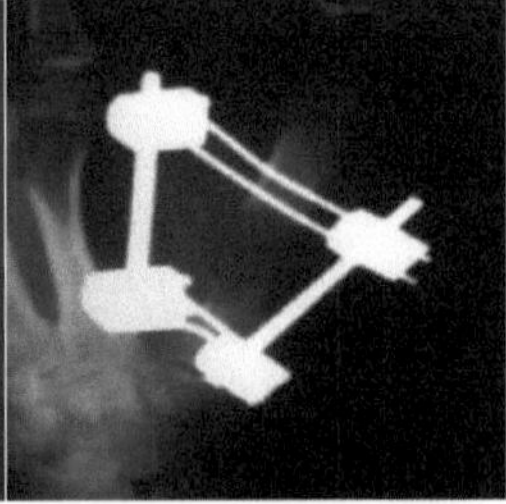

Fotografias e radiografias tiradas durante a distração do polegar esquerdo.

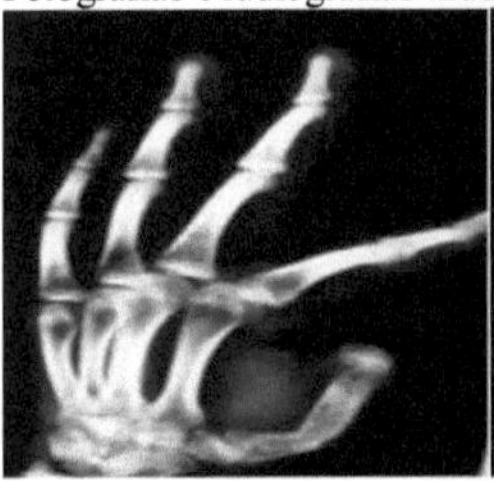
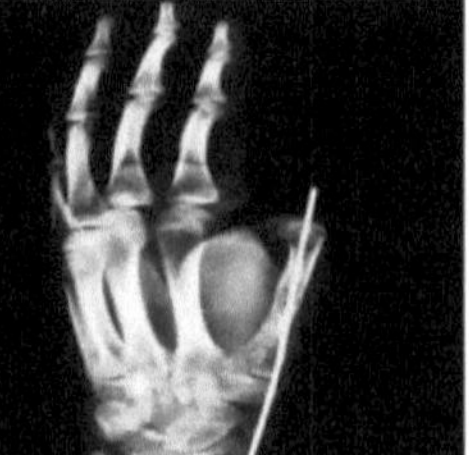

Radiografias do primeiro metacarpo fracturado e após fixação com fio K.

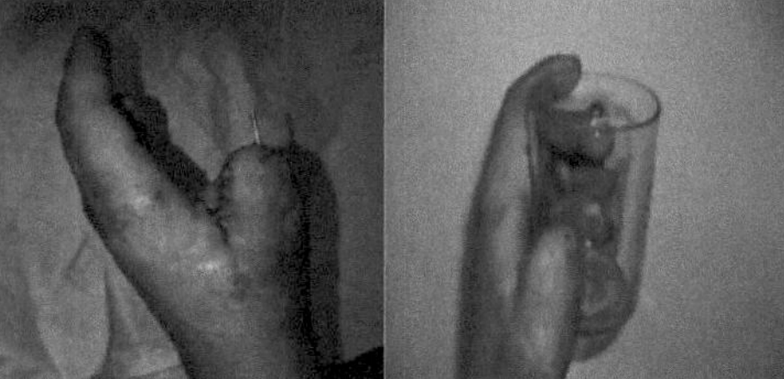

Fotografias tiradas durante a fixação do fio Kirschner e após a remoção do fio Kirschner durante a manutenção de uma taça.

Homem de 30 anos com amputação do polegar e fracturas associadas do dedo indicador e da base do primeiro metacarpo.

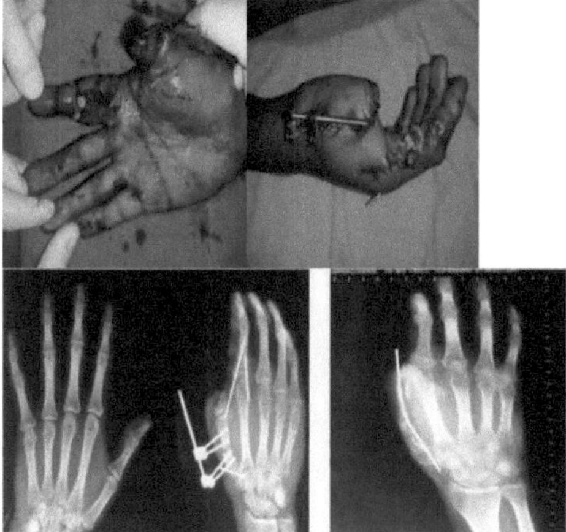

A, B, C, D Fotografias e radiografias que mostram a distração imediata do primeiro metacarpo direito e a fixação com fios de Kirschner.

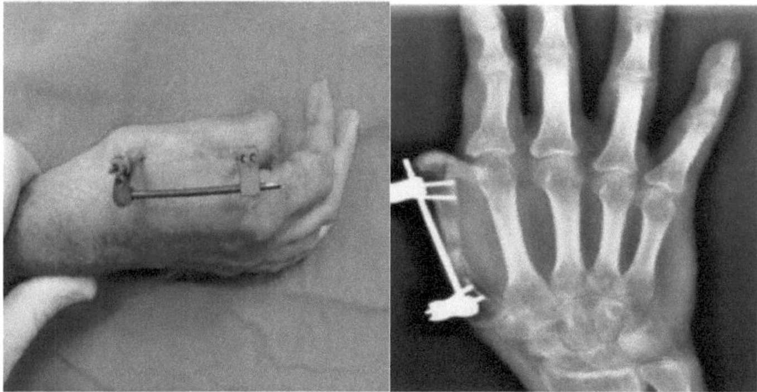

Distração do primeiro metacarpo direito após remoção da fixação com fio K.

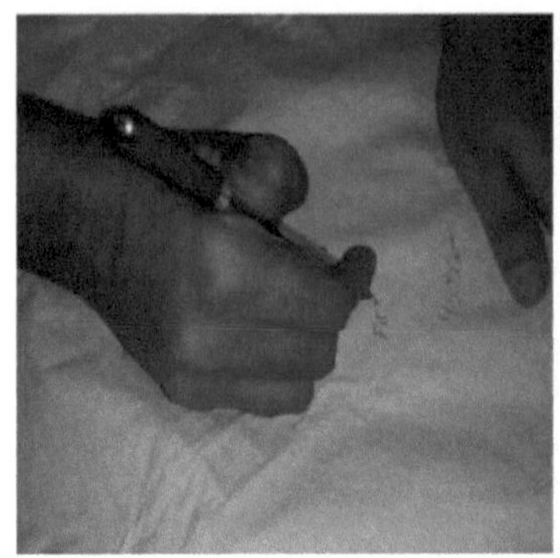

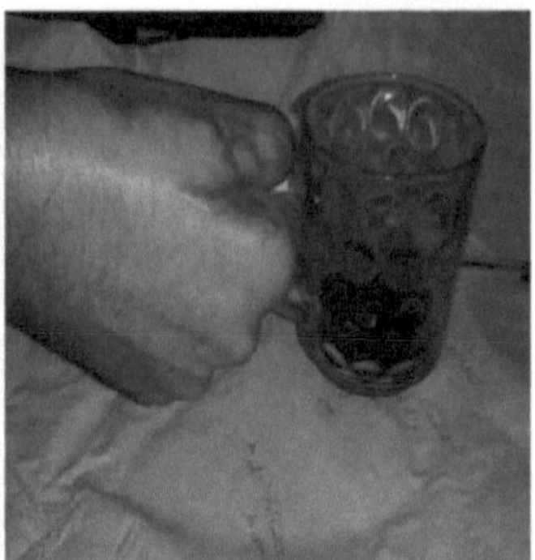

As fotografias A e B mostram a utilização de diferentes pegas para segurar objectos após a distração.

RESULTADOS

Todos os doentes incluídos neste estudo estão listados nas tabelas seguintes em termos de idade e sexo. O estudo abrangeu 20 dedos em 15 doentes; 13 (86,7%) em homens e 2 (13,3%) em mulheres; a sua idade média foi de 18,8±2,88 anos.

Tabela 4: Dados demográficos dos pacientes incluídos no estudo:

	Mínimo-máximo (intervalo)	Média±SD
Antiga	5-40 (35)	18.8±2.88
Género	Número	%
Masculino *Mulher*	13 2	86.7 13.3

Figura 34: Repartição por género.

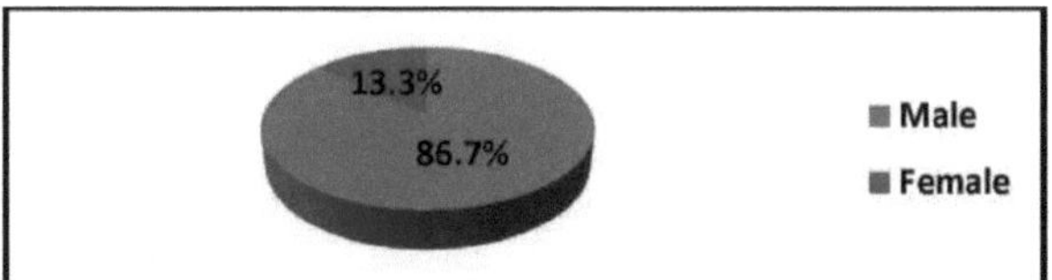

Dedos envolvidos nos casos estudados :

O número de dedos envolvidos (desviados) é apresentado na tabela (2) e na figura (3) da seguinte forma: O número total foi de 20 dedos: 13 dedos do polegar, 3 dedos do indicador, 2 dedos médios e 2 dedos do anelar.

Tabela (5): apresenta os dados descritivos dos dedos distraídos.

	Número	%
Polegar	13	65
Índice	3	15
Centro	2	10
Anel	2	10
Total	20	100

Causas do encurtamento dos dedos :

Dos vinte dedos decepados, a causa do encurtamento foi uma queimadura em quatro deles, enquanto os outros dezasseis foram encurtados devido a um traumatismo não relacionado com uma queimadura (por exemplo, lesões por esmagamento).

Tabela (6): apresenta os dados descritivos dos pacientes examinados.

Trauma	Número	%
Incineração	4	20

Não queimar	16	80
Total	20	100

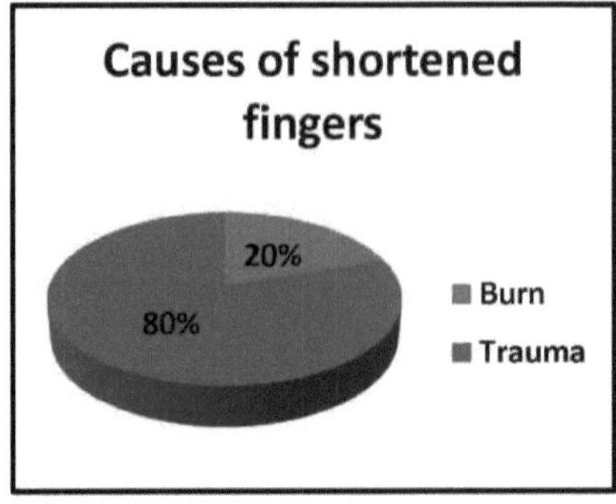

.Figure 36: Causes of shortened fingers

lado do procedimento :

Doze dedos estavam na mão direita, enquanto seis dedos estavam na mão esquerda. Um doente foi submetido a uma cirurgia em ambos os lados.

Tabela (7): apresenta os dados descritivos dos pacientes examinados.

	Número	%
Certo	12	60
Ligações	6	30
Bilateral	2 (um doente)	10
Total	20	100

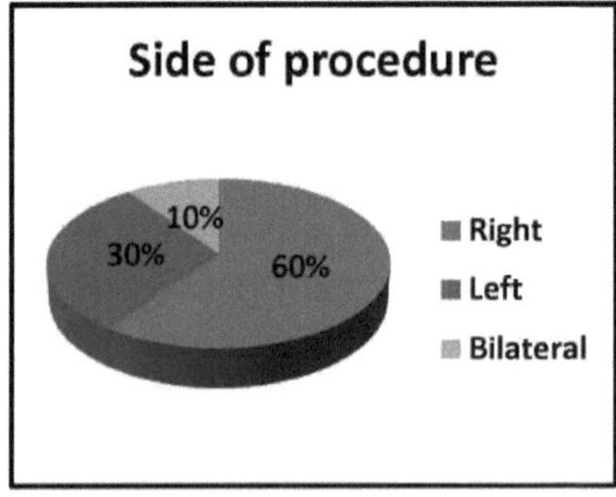

.Figure 37: Side of procedure

Lesões associadas:

Doze dedos (60%) estavam associados a outro traumatismo e 8 dedos (40%) não estavam associados a outro traumatismo.

Tabela (8): indica as lesões associadas.

	Número	%
Sim	12	60
Não	8	40
Total	20	100

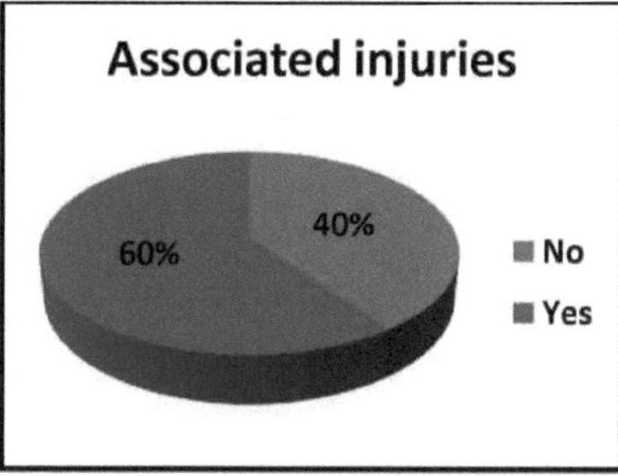

.Figure 38: Associated injuries

Calendário do procedimento de desvio :

Quinze dedos foram distraídos após um período de cicatrização ou transferência tardia para o serviço de ambulatório. Os restantes cinco dedos foram distraídos imediatamente após o traumatismo.

Quadro (9): apresenta a sequência cronológica do procedimento de desvio

	Número	%
Imediatamente	5	25
Atrasado	15	75
Total	20	100

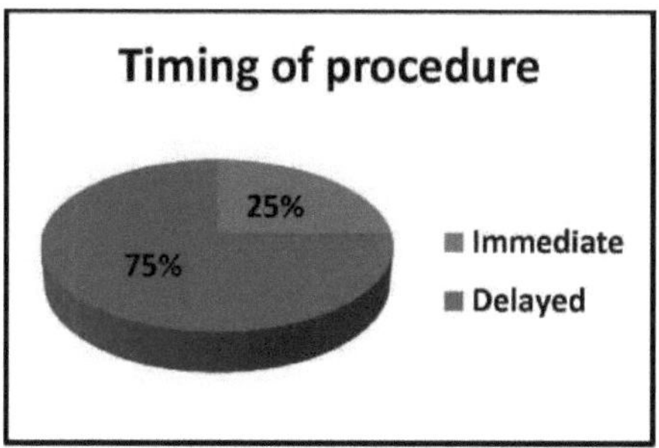

.Figure 39: Timing of distraction

Fim do procedimento :

Dezoito dedos em 14 pacientes completaram o procedimento (90%), enquanto um paciente (10%) não completou o procedimento de distração com dois dedos.

Quadro (10): Fim do **procedimento.**

	Number	%
Yes	18	90
No	2 fingers	10
Total	20	100

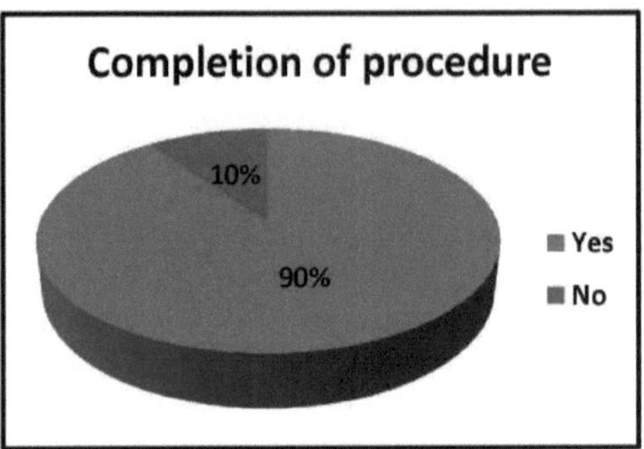

.Figure 40: Completion of procedure

Alongamento do osso :

O procedimento de distração foi realizado em 9 metacarpos diferentes e 11 falanges diferentes.

Tabela (11): mostra os ossos em que foi efectuado o alongamento ósseo.

	Número	%
Metacarpo	9	45
Biqueira	11	55
Total	20	100

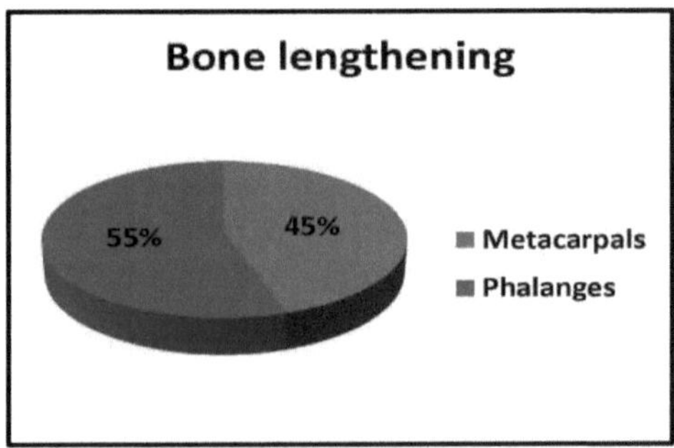

Figure 41: Bone lengthening

Comprimento dos segmentos desviados

	Metacarpo (8 casos)		Falangeal (10 casos)	
Caso	(Mín-Máx)	Média	(Mín-Máx)	Média

18	(10- 41 mm)	24 mm	(5- 23 mm)	13,8 mm

Outros procedimentos :

Onze dedos não foram submetidos a qualquer outro procedimento após a conclusão da distração (65%), 4 pacientes foram submetidos a enxerto ósseo (22,5%), enquanto 3 dedos (16,5%) foram submetidos a barra de plastia após a distração.

.Table (12): shows complementary procedures

	Number	%
Web plasty	3	16.5%
Bone graft	4	22.5%
No	11	61%
Total	18	100%

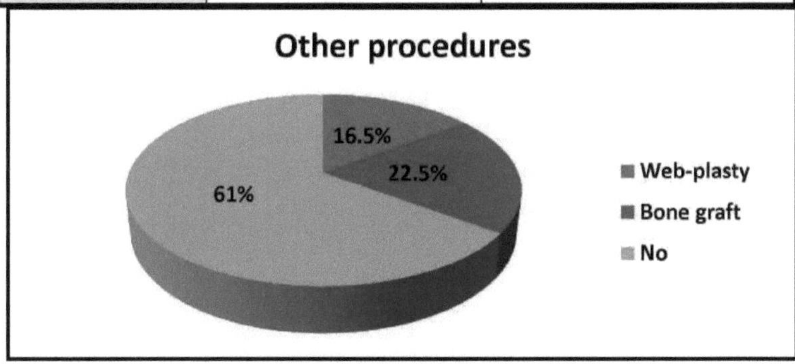

Figure 42: Other procedures

O comprimento altera-se após a operação:

O comprimento é muito maior do que o comprimento real.

Tabela 13: Variações no comprimento após a cirurgia

	Mínimo-máximo (intervalo)	Média±SD
Original	20-66	**38.72±13.18**
Atual	16-58	**34.85±12.8**
Final	26-78	**53.05±16.5**
	t	P
Final contra Original	**t=4.4**	**p<0.001**
Final versus real	**7.635**	**<0.001****

p <0,05 significativo, p <0,01 altamente significativo p >0,05 não significativo.

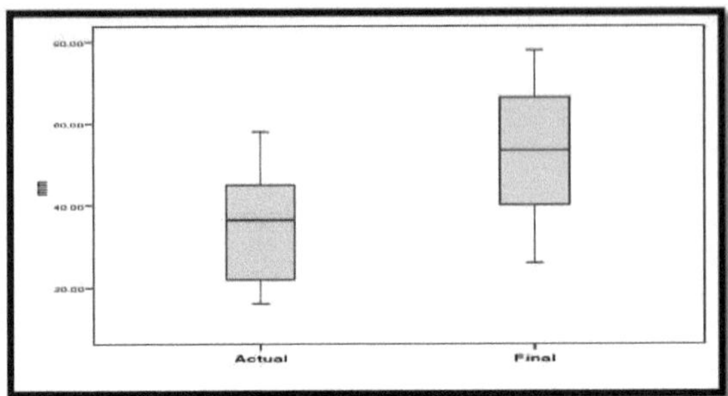

Figura 43: Comparação entre o comprimento real e o comprimento final dos dedos. Diferença significativa entre o comprimento real e o comprimento final dos dedos.

Avaliação funcional :

Testámos os 7 punhos como método de avaliação funcional, sendo cada punho classificado com 1 em 7. A pontuação mais baixa foi de 1 em 7, particularmente para os polegares amputados. A pontuação mais elevada foi obtida para os outros dedos amputados ou amputações curtas. Em relação à sensibilidade distal do coto, a sensibilidade nos cotos do polegar amputado foi perdida em 7 dos 18 dedos de distração.

Patient	Pin	Paper	Key	Chuck	Hook	Cylinder	Can	Sum (7)	Touch
1	x	x	√	√	x	x	x	2	√
2	x	x	x	x	√	x	x	1	x
3	x	√	√	√	x	x	x	3	√
4	x	√	√	√	x	x	x	3	√
5	x	x	x	x	√	x	x	1	√
6	x	x	√	√	x	x	x	2	√
7	x	x	√	√	x	x	x	2	√
8	x	x	√	x	x	x	√	2	x
9	x	x	√	x	x	x	√	2	x
10	x	x	x	x	√	x	x	1	x
11	x	x	x	x	√	x	x	1	x
12	x	x	x	x	√	x	x	1	x
13	x	x	x	√	√	x	x	2	√
14	x	x	x	x	√	x	x	1	x
15	√	√	√	√	√	√	√	7	√
16	√	√	√	√	√	√	√	7	√
17	√	√	√	√	√	√	√	7	√
18	x	x	√	√	√	√	√	5	√

Tabela (14): Avaliação da aderência: estado antes da distração

De acordo com o procedimento de alongamento por distração :

A mão foi capaz de realizar todas as sete preensões em 13 dedos, enquanto em 5 casos as preensões aumentaram, não sendo realizada a preensão em gancho em 2 casos, a preensão de força num caso e, finalmente, a preensão em pinça em 2 casos.

A sensibilidade foi restaurada em todos os cotos distraídos e todos os dedos foram capazes de sentir o toque com os olhos fechados.

Patient	Pin	Paper	Key	Chuck	Hook	Cylinder	Can	Sum (7)	Touch
1	√	√	√	√	√	√	√	7	√
2	√	√	√	√	√	√	√	7	√
3	√	√	√	√	√	√	√	7	√
4	√	√	√	√	√	√	√	7	√
5	√	√	√	√	√	x	x	5	√
6	x	x	√	√	√	√	√	6	√
7	√	√	√	√	√	√	x	6	√
8	√	√	√	√	x	√	√	6	√
9	√	√	√	√	x	√	√	6	√
10	√	√	√	√	√	√	√	7	√
11	√	√	√	√	√	√	√	7	√
12	√	√	√	√	√	√	√	7	√
13	√	√	√	√	√	√	√	7	√
14	√	√	√	√	√	√	√	7	√
15	√	√	√	√	√	√	√	7	√
16	√	√	√	√	√	√	√	7	√
17	√	√	√	√	√	√	√	7	√
18	√	√	√	√	√	√	√	7	√

Tabela (15): Avaliação da preensão: estado após distração

Avaliação funcional	*Valor P*
Antes e depois da distração	*p =0.00*

P <0,01 altamente significativo, p <0,05 significativo, p >0,05 não significativo.

A análise estatística revelou um valor de P de 0,000, indicando um aumento altamente significativo na recuperação da função da mão e dos dedos em comparação com a condição pré e pós-distração.

Aspeto cosmético da zona desviada :

Dez dedos tinham uma aparência muito boa (55%), 3 dedos tinham uma boa aparência (16,7%), enquanto 5 dedos (27,8%) tinham uma aparência cosmética média.

Quadro (16): mostra o aspeto cosmético dos valores desviados

	Número	%
Muito bom	10	55.5
Bom	3	16.7
Moderado	5	27.8
Total	18	100

Satisfação dos doentes com a figura distraída :

Treze pacientes (86,7%) ficaram satisfeitos com o resultado, enquanto 2 pacientes (13,3%) não ficaram satisfeitos, incluindo um paciente (2 dedos) que interrompeu o procedimento.

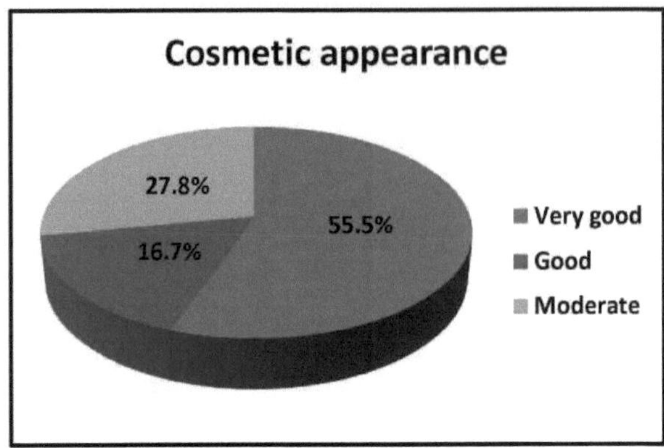

Figura 44: Aspeto cosmético após a distração

	Número	%
Satisfeito	13	86.7
Não satisfeito	2	13.3
Total	15	100

Quadro (17): mostra a satisfação dos doentes

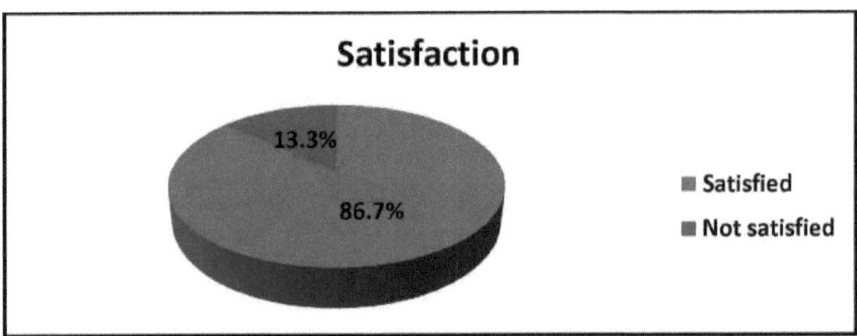

.Figure 45: Patient satisfaction

Complications:

Treze dedos (65%) não desenvolveram complicações, enquanto cinco dedos (25%) desenvolveram. Um doente não completou a fase de distração (2 dedos) 10%.

Tabela (18): mostra as complicações dos dedos desviados

	Número	%
Sim	5	25
Não	13	65
Cancelado	2(a paciente)	10

Total	20	100

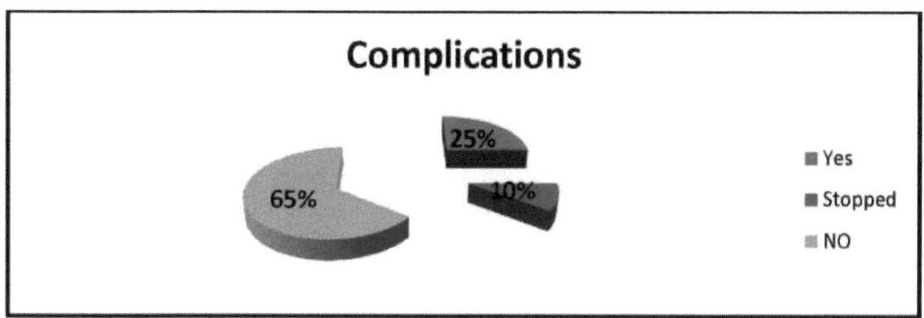

Figure 46: Complications

Types of complications

Infeção do trajeto da agulha em 3 casos (16,7%), angulação em 2 casos (11,1%), (associada a atraso na cicatrização num doente e associada a fracturas refractárias em 1 doente (5,6%).

Tabela (19): mostra os tipos de complicações que ocorreram durante a distração no número total de casos de complicações (5 casos). (*) significa que as complicações ocorreram durante o mesmo período.
tempo.

	Número	%
Infeção por seringas	3	60%
Angulação + atraso na cicatrização	1*	20%
Angulação + refracções	1*	20%
Total	5	100%

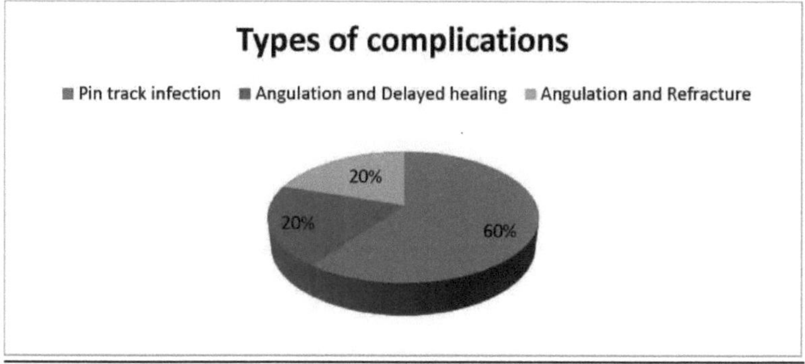

Figure 47types of complications

DISCUSSÃO

A amputação dos dedos, em especial do polegar, afecta consideravelmente a função da mão, por exemplo, a de beliscar e agarrar. (164)

A reconstrução funcional de um dedo amputado varia consoante o dedo lesionado, a extensão da lesão e os desejos ou expectativas do doente. (165)

Se a reimplantação primária não for possível ou tiver falhado, são consideradas várias opções de reconstrução. Podem também ser utilizadas reconstruções com retalhos cutâneos ósseos livres pediculados ou vascularizados. A polinização do dedo indicador é um método muito eficaz para a reconstrução do polegar (166-169).

A osteogénese de distração é uma opção reconstrutiva importante que permite um maior alongamento com menos complicações. Matev relatou o primeiro caso de alongamento metacárpico por osteogénese de distração em 1970, e relatou a sua experiência com os primeiros alongamentos metacárpicos em 1989 (170).

Os factores mais importantes para a seleção do candidato devem ser um coto ósseo de boa qualidade e uma pele flexível sobre o segmento de distração. (171)

Os fumadores e os doentes com doenças pré-existentes (tais como diabetes mellitus, doenças cardíacas, infecções sistémicas ou locais e doença vascular periférica) não devem optar por este procedimento, uma vez que se trata de um procedimento moroso que aumenta o risco de complicações. Os doentes idosos também não são bons candidatos, uma vez que o processo de ossificação é mais lento e mais fraco e, por isso, têm maior probabilidade de sofrer um atraso na consolidação óssea, fracturas ou angulações. Os doentes com perturbações psicóticas também devem ser excluídos. (172)

As vantagens deste método são um maior comprimento final do osso, a ausência de morbilidade no local de extração, a possibilidade de vários procedimentos de alongamento e uma menor incidência de lesões neurovasculares. (173,174)

Na série de Heitmann e Levin de sete pacientes, foram necessários 155 dias para que a ossificação ocorresse e preenchesse um espaço de 28 mm, devido ao desconforto do paciente ou à vascularização prejudicada, resultando num atraso temporário na distração(175).

Numa série de Altonesy, foi obtido um certo grau de alongamento (ganho médio: 34,5 mm para os metacarpos e 13 mm para as falanges). (176)

Noutra série de Mahmut Komurcu et al, 12 metacarpos foram distraídos, com um intervalo de 25 a 37 mm e um comprimento médio de 28,9 mm (177).

Baccari et al. obtiveram um alongamento médio de 26 mm na sua série de 13 casos. (178)

Bosch et al. obtiveram um alongamento metacarpofalângico de aproximadamente 31 mm e um alongamento falângico de 17 mm com um tempo médio de alongamento de 6,8 meses (179).

Afifi et al. relataram na sua revisão sistemática de uma meta-análise de 30 artigos com 424 desvios um ganho médio de comprimento de 22 mm com um tempo médio de tratamento total de 116 dias(180).

Na série de Matev, 92 pacientes foram submetidos a alongamento por distração durante um período de 35 anos. O alongamento metacarpiano obtido variou de 20 mm a 45 mm, com média de 35 mm(181).

No nosso estudo, o intervalo de ossos distraídos foi de (5 - 41 mm). Para os metacarpos distraídos, o ganho mínimo foi de 10 mm, o ganho máximo de 41 mm e o ganho médio de 24 mm. Para os ossos falangeais distraídos, o ganho mínimo foi de 5 mm, o ganho máximo de 36 mm e o ganho médio de 13,8 mm. A duração da distração variou de 11 dias a 90 dias, com uma média de 46 dias, enquanto a duração da consolidação variou de 59 dias a 151 dias, com uma média de 85 dias. A mediana do tempo de consolidação foi de 85 dias.

Numerosas séries têm discutido os resultados funcionais dos dedos distraídos e os seus efeitos na função da mão:

Numa série de 9 manobras de distração, Altonesy encontrou uma melhoria média de 37% na força de preensão e 48% na força de preensão em comparação com os valores pré-operatórios. Todos os doentes foram capazes de pegar num jornal e num copo de água (176).

Heitmann e Levin determinaram uma força de pinça média de 72% da força da mão não lesionada (174).

Komurcu e os seus colegas avaliaram os seus doentes utilizando a pontuação DASH (Disability of the Arm, Shoulder and Hand) e o teste de preensão. Foi pedido aos doentes que pegassem num lápis (pressão de ponta), num copo de água (pega) e numa folha de papel A4 (pressão de toque). O valor médio do DASH foi de 31,3 pontos (intervalo 21-49). Foram observadas várias amputações em doentes cuja pontuação DASH era superior a 40. A força de preensão melhorou em média 37% e a força de preensão 48% em relação aos valores pré-operatórios. No teste de admissão, todos os doentes eram capazes de pegar num lápis, mas a capacidade de escrita era mais fraca nos doentes com uma lesão na mão dominante, alguns dos quais tinham começado a usar a outra mão como mão dominante. Todos os doentes foram capazes de pegar numa folha de papel A4 e num copo de água. Os resultados da pressão de pico, da preensão e da pressão tátil no teste de admissão não foram tão satisfatórios como nos outros doentes em 3 dos doentes com amputação parcial do segundo dedo (177).

Bosch et al. obtiveram bons resultados funcionais após algumas modificações técnicas, tendo oito doentes regressado à sua profissão anterior e os outros tido de mudar de emprego. (179)

Heitmann e Levin obtiveram uma diferença de dois pontos de 10 mm (entre 8 e 12 mm) nos polegares reconstruídos (175).

Na nossa série, para avaliar a função motora dos dedos amputados, testámos os 7 punhos, sendo cada punho classificado com 1 em 7. A pontuação mais baixa foi de 1 em 7, particularmente para os polegares amputados. A pontuação mais elevada foi obtida para os outros dedos amputados ou amputações curtas. No que diz respeito à sensibilidade distal do coto, a sensibilidade dos cotos amputados do polegar foi perdida em 7 dos 18 casos de distração, uma vez que não havia nenhum dedo disponível para teste, pois todo o comprimento da falange tinha sido perdido como resultado do trauma. Após o procedimento de alongamento por distração, a mão foi capaz de realizar as sete preensões em 13 dedos, tendo 5 casos aumentado os seus valores. Os doentes não conseguiram realizar a preensão de gancho em 2 casos, a preensão de força num caso e a preensão de pinça em 2 casos. A sensibilidade foi restaurada em todos os cotos seccionados (o comprimento da falange foi completamente perdido). Todos os dedos foram capazes de sentir o tato com os olhos fechados.

A análise estatística (p=0,000) comparando os estados antes e depois da distração revelou uma recuperação muito significativa da função (preensão e sensação de tato) da mão e dos dedos.

O alongamento por osteogénese de distração pode levar a certas morbilidades, como infecções do trato do pino, restrição da amplitude de movimentos, subluxação ou luxação, angulação palmar e não união. (182)

Na sua série, Altonesy observou infeção do trato do pivô em 5 casos, união óssea espontânea retardada em 2 casos, angulação palmar num caso e refractura num caso. (176)

Bosch et al. registaram dois casos de infeção da ferida no seu estudo de 18 distracções. Cinco doentes tiveram uma infeção do trajeto da agulha, que foi tratada com um antibiótico tópico. Em três casos, houve angulação do metacarpo, que foi tratada com enxerto e colocação de fios de Kirschner, que foram mantidos no local até à cicatrização completa.(179)

Heo estudou as caraterísticas de 16 complicações em 51 procedimentos de distração para alongamento da mão em 43 doentes. Foram alongados 24 metacarpos e 27 falanges, com uma taxa global de complicações de 31%. As principais complicações que necessitaram de intervenção secundária foram a não união (um caso), a fratura (um caso), a união prematura (um caso), as angulações (dois casos) e a deslocação dos pinos (dois casos). (182)

As complicações menores incluíram a formação tardia de calos (quatro casos), rigidez articular (quatro casos) e adelgaçamento dos tecidos moles (um caso). As deformidades traumáticas resultaram em mais complicações do que as deformidades congénitas (nove em 18 e sete em 33 casos, respetivamente). As falanges tiveram uma taxa de complicações mais elevada do que os metacarpos (11 em 27 casos e quatro em 24 casos, respetivamente). (183)

Na sua revisão sistemática de 30 artigos, Afifi et al. encontraram uma taxa média global de complicações de 26,4% (180).

Houve algumas complicações, mas conseguimos controlá-las todas. Dos 18 dedos que foram completamente distraídos, 5 foram afectados por complicações. A infeção do trajeto da agulha ocorreu em 3 dedos e foi tratada com antibióticos locais e orais. A angulação do segmento distraído ocorreu em 2 dedos. A cicatrização tardia e a fratura refractária ocorreram num caso cada. A cicatrização tardia do dedo foi tratada com enxerto ósseo pélvico, enquanto o dedo refratário foi tratado através da fixação dos segmentos fracturados com fios de Kirschner. A cicatrização tardia do dedo foi tratada com enxerto de osso pélvico.

Para obter um melhor resultado estético e funcional, foram necessários outros procedimentos, como a plastia de tecidos ou enxertos ósseos.

Toh et al. efectuaram 5 enxertos ósseos adicionais nos 26 casos da série. A idade média dos doentes era de 32 anos (19-47). Os ossos alongados incluíam o metacarpo do polegar (2 dígitos) e a falange proximal dos dedos (3 dígitos). A altura da osteotomia situava-se ao nível da diáfise média (2 dígitos) e da metáfise distal (3 dígitos). (174)

Foi realizada plastia tecidual em todos os casos, plastia simples em 6 casos, plastia em Z com quatro retalhos em 5 casos e retalho local em 1 caso (para o qual foi realizada uma distração de 3,7 cm). Os autores realizaram uma plastia tecidular nos casos em que a distração era inferior ou igual a 29 mm, uma plastia simples em Z nos casos em que a distração era entre 29 e 32,5 mm e uma plastia tecidular com retalho local num caso em que a distração era de 32 mm (174).

Altonesy realizou uma webplastia em 3 casos de alongamento metacarpiano em que o comprimento de distração era superior a 30 mm(176).

No nosso estudo, realizámos intervenções adicionais sob a forma de enxertos ósseos e uma primeira plastia da barra após o alongamento por distração, para aumentar a profundidade da barra para uma melhor função e estética. Em três casos em que os polegares distraídos tinham alongado mais de 30 mm, foi realizada uma primeira plastia de barra (aprofundamento da primeira barra) para aumentar a profundidade da primeira barra para uma melhor retenção do objeto. Foram efectuados 4 enxertos ósseos, num caso para corrigir uma deformidade de angulação; o outro enxerto ósseo foi efectuado após uma união tardia do dedo distraído. Os outros 2 enxertos ósseos foram efectuados no mesmo doente para polegares distraídos bilaterais, de modo a acelerar a cicatrização e permitir um regresso mais rápido ao trabalho.

Em Komurcu et al, os seus 12 pacientes estavam todos satisfeitos com os resultados finais. (177)

Noutra série de Bosch et al, dos 18 doentes incluídos no estudo, 6 doentes estavam muito satisfeitos com os resultados, 10 doentes estavam satisfeitos e os restantes 2 doentes não estavam muito satisfeitos. (179)

A Erdem satisfez os 7 doentes do seu estudo, fornecendo-lhes todos os resultados. (183)

Altonesy teve apenas um caso insatisfatório na sua série "9 distracções". (176)

No nosso estudo, 13 doentes ficaram satisfeitos com (16 dedos), enquanto 2 doentes (4 dedos) não ficaram satisfeitos. Um deles (2 dedos interrompeu o procedimento) e o outro doente (também 2 dedos) não ficou satisfeito com os resultados.

O nosso estudo demonstrou que o método de osteogénese por distração para alongamento dos dedos após amputação traumática é um método valioso e fiável de reconstrução dos dedos. Ajuda a restaurar a função e a obter um bom resultado cosmético que é satisfatório tanto para os doentes como para os médicos. Tem também algumas limitações, tais como complicações e adesão dos doentes, que podem ser reduzidas através de uma seleção e monitorização cuidadosas dos doentes.

RESUMO E CONCLUSÃO

A osteogénese de distração para o alongamento de dedos amputados após traumatismo é um método eficaz e fiável para o alongamento dos metacarpos e falanges curtos dos dedos, quer na sequência de queimaduras quer de traumatismos mecânicos.

No nosso estudo, examinámos e avaliámos a utilização da osteogénese de distração para alongar 18 dígitos da mão amputados pós-traumaticamente em 15 pacientes, como método de restaurar o comprimento e a função pré-trauma.

Quando comparamos os nossos resultados, incluindo o comprimento final, o resultado funcional, o resultado estético, a satisfação do doente e as complicações, com outros trabalhos publicados, concluímos que os resultados são bons e satisfatórios, tanto para os nossos doentes como para os médicos, especialmente no caso do polegar amputado.

Não se registaram complicações importantes que fossem difíceis de gerir. No entanto, tivemos algumas complicações, como angulação, fracturas e união retardada, que foram totalmente tratadas. Para evitar estas complicações, recomendamos uma monitorização atenta dos doentes, de modo a tratar as complicações mais cedo, antes que se agravem.

Pode ser utilizado como um método de reconstrução alternativo, particularmente quando existe uma contraindicação para outros métodos de reconstrução de dedos difíceis, como os procedimentos microcirúrgicos. Uma boa seleção de casos e a adesão do doente são os principais factores de sucesso do procedimento.

REFERÊNCIAS

1-Frederic Schuind, Wissam El Kazzi , Jorg Bahm et al,. Traumatismos da mão, luxações e fracturas, infecções. Cirurgia plástica e reconstrutiva. 2010 ; 503-521

2-Fatih Parmaksizoglu e Tahsin Beyzadeoglu. Alongamento da falange por distração do calo na amputação traumática do dedo. Ata Orthop Traumatol Turc 2004;38(1):60-66.

3-Kessler I, Hecht O, Baruch A. Distração-alongamento dos raios digitais no tratamento da mão lesionada. J Bone Joint Surg [Am] 1979;61-A:83-7.

4-Matev IB. O método de alongamento ósseo na reconstrução da mão: vinte anos de experiência. J Hand Surg [Am] 1989;14:376-8.

5-Seitz Jr WH: Distração de alongamento na mão e extremidades superiores. In: Green's operative Handchirurgie 5th edition, Philadelphia: Churchill Livingstone; 2008:1913-1936.

6-Markel MD, Chao EYS: Técnicas de monitorização não invasivas para a descrição quantitativa do conteúdo mineral e das propriedades mecânicas das calosidades. Clin Orthop 1993; 293:37-45.

7-Seitz WH Jr, Froimson AI, Wenner SM: Osteogénese de distração de alongamento na mão e na extremidade superior. Simpósio do Curso de Instrução na 47ª Reunião Anual da Sociedade Americana de Cirurgia da Mão, Phoenix, AZ, 11-14 de novembro de 1992.

8-S. Toh, S. Narita, K. Arai, et al. Distração de alongamento por calotase manual. VOL. 84-B, NO. 2, MARÇO DE 2002.

9-Paley D. Problemas, obstáculos e complicações do alongamento de membros com a técnica de Ilizarov. Clin Orthop 1990;250:81-104.

10-Seitz Jr. WH: Tratamento de distração da mão. In: Buck-Gramcko D, ed. Congenital Malformations of the Hand and Forearm, Philadelphia: Churchill Livingstone; 1998:119128.

11. Uthoff HK: A embriologia do sistema músculo-esquelético humano. Berlim, Springer-Verlag, 1990.

12. Zaleske DJ: Desenvolvimento do membro superior. Hand Clin 1985; 1:383-390.

13. Moore KL: The Developing Human: Clinically Oriented Embryology. Filadélfia, WB Saunders, 1988.

14. Bamshad M, Watkins WS, Dixon ME, et al: Reconstruindo a história do desenvolvimento dos membros humanos: lições dos defeitos congénitos. Pediatr Res 1999; 45:291-299.

15. Riddle RD, Tabin C: How limbs develop. Sci Am 1999; 280:74-79.

16. Shubin N, Tabin C, Carroll S: Fósseis, genes e a evolução dos membros dos animais. Nature 1997; 388:639-648.

17. Daluiski A, Yi SE, Lyons KM: O controlo molecular do desenvolvimento da extremidade superior: implicações para as anomalias congénitas da mão. J Hand Surg [Am]

2001; 26:8-22.

18. Laufer F, Nelson CE, Johnson RL, et al: Sonic hedgehog e Fgf-4 actuam através de uma cascata de sinais e de um ciclo de feedback para integrar o crescimento e a modelação do botão do membro em desenvolvimento. Cell 1994; 79:993-1003.

19. Niswander L, Jeffrey S, Martin GR, et al: A positive feedback loop coordinates growth and patterning in the vertebrate limb. Nature 1994; 371:609-612.

20. Pearse RV, Tabin CJ: ZPA molecular. J Exp Zool 1998; 282:677-690.

21. Laufer E, Dahn R, Orozco OE, Yeo CY, Pisenti J, Henrique D, Abbott UK, Fallon JF, Tabin C: A expressão do espaço radical no ectoderma do botão do membro regula a formação da crista ectodérmica apical. Nature 1997;386:366-373.

22. Chen Y, Zhao X: Formação de membros por apoptose. J Exp Zool 1998; 282:691-702.

23. Zakeri Z, Quaglino D, Ahuja HS: Morte celular apoptótica no membro do rato e sua supressão no mutante hammertoe. Dev Biol 1994; 165:294-297.

24. Soames RW: Sistema esquelético. Histogénese do osso. In: Williamms PL (ed):

25. Christ B, Wachtler F: Embryologie médicale. 1ª edição. Wiesbaden, Ullstein Medizinische Verlagsgesellschaft mbH & Co, 1998, p. 176-197.

26. Shinohara H, Naora H, Hashimoto R, Hatta T, Tanaka O: Desenvolvimento do padrão de inervação do membro superior de embriões humanos em estágios. Acat Anat 1990;138:265-269.

27. Helga Fritsch . O desenvolvimento da mão humana: uma breve panorâmica atual. Eur. Surg. vol. 35. no. 3. 2003

28. Alemohammad AM, Nakamura K, El-Sheneway M, et al. Incidência da corcunda do carpo e da coligação óssea: um estudo anatómico. J Hand Surg 2009;34(1):1-6.

29. Kjima Y, Viegas SF. Anatomia e biomecânica do punho. J Hand Surg 2009; 34(8):1555-63.

30. Surbhi Panchal-Kildare, MD, Kevin Malone, MD. Anatomia esquelética da mão. Hand Clin 29 (2013) 459471.

31. Landsmeer J. Atlas of hand anatomy. Edimburgo (Reino Unido): Churchill Livingstone; 1976.

32. Doyle JR, Botte MJ. Surgical anatomy of the hand and upper extremities. Filadélfia: Lippincott Williams and Wilkins; 2003.

33. Wiesel SW. Operative techniques in orthopaedic surgery. Filadélfia: Wolters Kluwer e Lippincott Williams and Wilkins; 2011.

34. Liss FE. A musculatura interóssea: a base da função da mão. Hand Clin 2012;28:9-12.

35. Green DP. thGreen's Operative Hand Surgery. 5 edição. Philadelphia: Elsevier Churchill Livingstone; 2005.

36. Boden ND, Spangler R, Thoder JJ. Possibilidades de artroplastia de interposição na artrite carpometacarpiana do polegar. Hand Clin 2010;26(3): 339-50.

37. Anatomia de Gray para estudantes. Richard I. Drak, A. Wayne Vogl e Adam W.M. Mitchell. Anatomia da mão, :(1065-96) 2ª Edição, Copyright 2009 by Churchil Livingstone, and an imprint of Elsevier.

38. LowreyGH (1986) Child Growth and Development. th(8 ed.) Chicago: Year Book Medical Publishers, Inc. Scott SS, ed.

39. Kuhns LR, Finnstrom O (1976) New standards of ossification of the newborn (Novos padrões de ossificação do recém-nascido). Radiology;119:655-660

40. Keats TE (2004) Bones: Normal and variants. In: Kuhn JP, Slovis TL, Haller JO, eds. Caffey's Pediatric Diagnostic Imaging. 10 ed. Philadelphia: Mosby; 2035-2092

41. Hand Bone Age, um atlas digital da maturidade do esqueleto. Por Vicente Gilsanz e Osman Ratib. Indicadores de maturidade esquelética em crianças e adolescentes p. 9-17. Copyright 2005 da Springer-Verlag Berlin Heidelberg. Nova Iorque.

42. Steven L. Moran e Richard A. Berger. Biomecânica e traumatismo da mão: o que é preciso. Hand Clin 19 (2003) 17-31

43. Campbell DA, Kay SP. The hand injury severity assessment system. J Hand Surg [Br] 1996;21:295-8.

44. German G, Sherman R, Levin LS. Tomada de decisão em cirurgia reconstrutiva (membro superior). Berlim: Springer; 2000.

45. Tomaino MM. Tratamento da perda de tecido composto após traumatismo da mão e do antebraço. Hand Clin 1999;15:319- 33.

46. Weinzweig J, Weinzweig N. O sistema de classificação "tic-tac-toe" para lesões mutilantes da mão. PlastReconstrSurg 1997;100:1200-11.

47. Tubiana R, Thomine J, Mackin E. Movimentos da mão e do punho. In: Tubiana R, Thomine J, Mackin E. Examination of the hand and wrist. St Louis : Mosby ; 1996. p. 40-125.

48. Smith P. A mão de Lister. Londres: Churchill Livingstone; 2002.

49. Arellano AO, Wegener EE, Freeland AE. Lesões mutilantes da mão: amputação precoce ou reparação e reconstrução. Ortopedia 1999;22:683-4.

50. Beasley RW, DeBeze G. Amputações e próteses do membro superior. Em: Aston SJ, Beasley RW, Thorne CHM, editores. Grabb e Smith: cirurgia plástica. 5ª edição. Philadelphia: Lippincott-Raven; 1997. p. 1009-20.

51. Brown P. Sacrifício da mão insatisfatória. J Hand Surg 1979;4:417-23. 28 S.L. Moran, R.A. Berger / Hand Clin 19 (2003) 17-31

52. Duncan RW, Freeland AE, Jabaley ME, Meydrech EF. Fracturas expostas da mão: uma análise da recuperação do movimento ativo e das complicações. J Hand Surg [Am] 1993;18:387-94.

53. Soucacos PN, Beris AE, Malizos KN, et al.Microcirurgia de transposição para amputações digitais múltiplas. Microcirurgia 1994;15:469-73.

54. Soucacos PN. Indicações e escolhas para amputação e reimplante digital. J Hand Surg [Br] 2001;26:572- 81.

55. Strickland JW. Reconstrução do polegar. Em: Green DP, editor.Operative Hand Surgery.2.Auflage. Nova Iorque: Churchill Livingston; 1988. pp. 2175-262.

56. Wei FC, Colónia LH. Reconstrução microcirúrgica de dígitos oponíveis em lesões mutiladas da mão. ClinPlastSurg 1989;16:491-504.

57. Imaeda T, An KA, Cooney WP. Anatomia funcional e biomecânica do polegar. Hand Clin 1992;8:9-15.

58. Dell'oca RL, Hentz VR. Reconstrução do polegar. Em: Goldwyn RM, Cohen MN, editores. O resultado adverso em cirurgia plástica. Philadelphia: JB Lippincott; 2001. p. 805-29.

59. Morrison WA. Reconstrução do polegar: uma visão geral e filosofia de gestão. J Hand Surg 1992; 17:383-90.

60. Shin AY, Bishop AT, Berger RA. Reconstrução microvascular do polegar traumatizado. Hand Clin 1999;15:347-71.

61. Lee KS, Park JW, Chung WK. Wraparound free flap thumb reconstruction as a function of amputation level (Reconstrução do polegar com retalho livre envolvente em função do nível de amputação). J Hand Surg [Am] 2000; 25:644-50.

62. Katarincic JA. Cinemática do polegar e sua importância para a função. Hand Clin 2001;17:169-74.

63. Karle B, Wittemann M, Germann G. Resultado funcional e qualidade de vida após amputação por radioterapia versus amputação através da falange proximal do dedo indicador. HandchirMikrochirPlastChir 2002;34:30-5.

64. Colen L, Bunkis J, Gordon L, Walton R. Avaliação funcional da transferência de raios para perda digital central. J Hand Surg [Am] 1985;10:232-7. S.L. Moran, R.A. Berger / Hand Clin 19 (2003) 17-31 29

65. Bychler U, Hastings III H: *Lesões combinadas* In: Green D P, Hotchkiss RN, Pederson WC, ed. *OperativeHand Surgery*, 4th ed . Philadelphia: Churchill Livingstone; 1998:1631-1650.

66. *Advanced trauma life support, American College of Surgeons*. Disponível em http://www.facs.org/trauma/atls/ind ex.html 2003

67. Brown PW: *Lesões abertas da mão.* [th]In: Green DP, Hotchkiss RN, Pederson WC, ed. *Operative hand surgery*, 4 ed. Philadelphia: Churchill,Livingstone; 1998:1607-1630.

68. Urbaniak JR, Seaber AV, Chen LE: Avaliação da lesão de isquémia e reperfusão. *Clin Orthop Relat Res* 1997; 334:30-36.

69. Granchi T, Schmittling Z, Vasquez J, et.al: Utilização prolongada de shunts arteriais intraluminais sem anticoagulação sistémica. *Am J Surg* 2000; 180:493-496.discussão 496-497

70. McHenry TP, Holcomb JB, Aoki N, et.al: Fracturas com lesão vascular grave devido a ferimentos de bala: Efeitos da sequência cirúrgica. *J Trauma* 2002; 53:717-721.

71. Ross SE: *Tetanus prophylaxis in wound care (Profilaxia do tétano no tratamento de feridas*). Chicago, American College of Surgeons Committee on Trauma, 1995.

72. Gupta A, Wolff TW: Gestão da mão e do antebraço mutilados. *J Am Acad Orthop Surg* 1995; 3:226-236.

73. Brand PW, Hollister A: *Músculos: os motores da mão. Clinical Mechanics of the Hand*, St. Louis: CV Mosby; 1993:13-34.

74. Ouellette EA, Freeland AE: Utilização da placa minicondilar em fracturas do metacarpo e da falange. *Clin Orthop Relat Res* 1996; 327:38-46.

75. Wei FC, Chen HC, Chuang CC, et al. Reconstrução de uma mão amputada metacarpicamente usando o segundo e terceiro dedos combinados de cada pé: um relato de caso. J Hand Surg 1986;11A:340e4.

76. Yu ZJ. Reconstrução de uma mão sem dedos. J Hand Surg 1987; 12A:722e6.

77. Wei FC, el-Gammal TA, Lin CH, et al. Mão metacarpiana: classificação e diretrizes para a reconstrução microcirúrgica com transferências de dedos do pé. Plast Reconstr Surg

1997;99:122e8.

78. Wei FC, Colony LH, Chen HC, et al. Transferência combinada do segundo e terceiro dedos do pé. Plast Reconstr Surg 1989;84:651e61.

79. Wei FC, el-Gammal TA. Toe-hand transfer. Conceitos actuais, técnicas e investigação. Clin Plast Surg 1996;23:103e16.

80. Valauri FA, Buncke HJ: Reconstrução do polegar e dos dedos através da transferência da mão para o dedo do pé. Hand Clin 1992;8:551e74.

81. Zancolli E, Cozzi EP. Membrana intero'sea, carpo e articulação trapeciometacarpiana. In: Atlas de anatomi'a quiru'rgica de la mano. Madrid: Panamericana; 1993. p. 467e641 [Em espanhol].

82. Gordon L, Leitner DW, Buncke HJ, et al. Reconstrução da mão em amputações múltiplas através de transplante microcirúrgico de dedos duplos. J Hand Surg 1985;10A:218e25.

83. Foucher G, Moss AL. Transferência microvascular do segundo dedo do pé para o dedo da mão: uma análise estatística de 55 transferências. Br J Plast Surg 1991;44:87e90.

84. Strauch RJ, Wei FC, Chen SH. Reconstrução composta da articulação metacarpofalângica em transferências combinadas do segundo e terceiro dedos da mão livre. J Hand Surg 1993;18A:972e7.

85. Yim KK, Wei FC. Procedimentos secundários para melhorar a função após transferências da mão do dedo do pé. Br J Plast Surg 1995;48:487e91.

86. del Pin'al F. Invited personal view article: the indications for toe transfer after "minor" finger injuries. J Hand Surg 2004; 29B:120e9.

87. Rose EH, Buncke HJ. Transposição selectiva dos dedos e ressecção primária do rádio metacarpo em amputações multidigitais da mão. J Hand Surg 1983;8A:178e82.

88. Didierjean A. Aspectos psicológicos. In: Foucher G, editor. Reconstructive surgery of hand mutilations (Cirurgia reconstrutiva das mutilações da mão). Londres: Martin Dunitz; 1997. p. 151e4.

89. Gustafsson M, Amilon A, Ahlstrom G. Trauma-related distress and mood disorders in the early phase of acute traumatic hand injury. J Hand Surg 2003;28B:332e8.

90. Ma HS, El-Gammal TA, Wei FC. Conceitos actuais sobre a transferência da mão para o dedo do pé: cirurgia e reabilitação. J Hand Ther. 9(1): 41-46, 1996.

91. Wei FC, el-Gammal TA. Toe-hand transfer. Conceitos actuais, técnicas e investigação. Clin Plast Surg 1996;23:103e16.

92. Valauri FA, Buncke HJ: Reconstrução do polegar e dos dedos através da transferência da mão para o dedo do pé. Hand Clin 1992;8:551e74.

93. Foucher G, Moss AL. Transferência microvascular do segundo dedo do pé para o dedo da mão: uma análise estatística de 55 transferências. Br J Plast Surg 1991;44:87e90.

94. Strauch RJ, Wei FC, Chen SH. Reconstrução composta da articulação metacarpofalângica em transferências combinadas do segundo e terceiro dedos da mão livre. J Hand Surg 1993;18A:972e7.

95. Yim KK, Wei FC. Procedimentos secundários para melhorar a função após transferências da mão do dedo do pé. Br J Plast Surg 1995;48:487e91.

96. del Pin'al F. Invited personal view article: the indications for toe transfer after "minor" finger injuries. J Hand Surg 2004; 29B:120e9.

97. Wei FC, el-Gammal TA, Lin CH, et al. Mão metacarpiana: classificação e diretrizes para a reconstrução microcirúrgica com transferências de dedos do pé. Plast Reconstr Surg 1997;99:122e8.

98. Argenta LC, Morykwas MJ, Marks MW, et al: Fechamento assistido por vácuo: estado da arte clínica. *Plast Reconstr Surg* 2006; 117(7 Suppl):127S-142S.

99. Gottlieb LJ, Krieger LM: Da escada de reconstrução ao elevador de reconstrução. *Plast Reconstr Surg* 1994; 93:1503-1504.

100. Giessler GA, Erdmann D, Germann G: Cobertura de tecidos moles em lesões devastadoras da mão. *Hand Clin* 2003; 19:63-71.vi

101. Pshenisnov K, Minachenko V, Sidorov V, et al: A utilização de retalhos em ilha e livres em lesões de avulsão por esmagamento e degloving da mão. *J Hand Surg [Am]* 1994; 19:1032-1037.

102. Neumeister MW, Brown RE: Lesões mutilantes da mão: princípios e tratamento. *Hand Clin* 2003; 19:1-15.v

103. Koshima I, Nanba Y, Tsutsui T, et al: Novo retalho perfurante anterolateral da coxa com um pedículo curto para reconstrução de defeitos nas extremidades superiores. *Ann Plast Surg* 2003; 51:30-36.

104. Chan SW, LaStayo P: Gestão terapêutica da mão após lesões mutilantes da mão. *Hand Clin* 2003; 19:133-148.vii

105. Russell RC, Bueno Jr RA, Wu TY: Doenças secundárias Procedimentos após lesões mutilantes da mão. *Hand Clin* 2003; 19:149-163.

106. Campbell DA, Kay SP: O sistema de pontuação da gravidade das lesões da mão. *J Hand Surg [Br]* 1996; 21:295-298.

107. Chung KC, Pillsbury MS, Walters MR, et al: Teste de fiabilidade e validade do Michigan Hand Outcomes Questionnaire. *J Hand Surg [Am]* 1998; 23:575-587.

108. Watts AM, Greenstock M, Cole RP: Resultados após a reabilitação de doentes com traumatismo da mão. A importância da avaliação funcional subjectiva. *J Hand Surg [Br]* 1998; 23:485-489.

109. Bueno Jr RA, Neumeister MW: Outcomes after mutilating hand injuries: review of the literature and recommendations for assessment. *Hand Clin* 2003; 19:193204.

110. Dietl H, GropelW: Cuidados após amputação parcial da mão com componentes mioeléctricos. *OrthopTechnik* 2001;1:21-23.

111. Michael JW : Prosthetic and orthotic management, in Bowker JH,Michael JW (eds): *Atlas of Limb Prosthetics: Surgical, Prosthetic, and Rehabilitation Principles*, ed 2. Rosemont, IL, American Academy of Orthopaedic Surgeons, 2002, p. 217-226 (originalmente publicado por Mosby-Year Book, 1992).

112. Swanson AB, de Groot Swanson G, Goran-Hagert C: Evaluation of impairment of hand function, em Hunter JM, Schneider LH, Mackin EJ, Callahan AD (eds): *Rehabilitation of the Hand: Surgery and Therapy*, ed 3. St. Louis, MO, CV Mosby, 1990, p. 109-138.

113. In Ho Choi, Chin Youb Chung, Tae-Joon Cho, Won Joon Yoo. Angiogénese e mineralização durante a osteogénese de distração. *J Korean Med Sci 2002; 17: 43547*

114. Ilizarov GA. Osteossíntese transóssea. Aspectos teóricos e clínicos da regeneração e crescimento dos tecidos. Nova Iorque, Springer, 1992.

115. Danis A. Mecanismo de alongamento ósseo pela técnica de Ilizarov. Bull Mem Acad R Med Belg 2001; 156: 107-12.

116. Aronson J, Harp JH. Forças mecânicas como preditores de cicatrização no alongamento da tíbia por osteogénese de distração. Clin Orthop 1994; 301: 73-9.

117. Choi IH, Ahn JH, Chung CY, Cho TJ. Proliferação vascular e fornecimento de sangue durante a osteogénese de distração: uma observação ao microscópio eletrónico de varrimento. J Orthop Res 2000; 18: 698-705.

118. Schenk RK, Gachter A. Histologia da osteogénese de distração. In: Brighton CT, Friedlaender GE, Lane JM, editores, Bone Formation and Repair. Illinois, Academia Americana de Cirurgiões Ortopédicos 1994; 387-94.

119. Vauhkonen M, Peltonen J, Karaharju E, Aalto K, Alitalo I. Síntese de colagénio e mineralização na fase inicial da cicatrização óssea por distração. Bone and Miner 1990; 10:

171-81.

120. Aronson J. A biologia da osteogénese de distração. In: Maiocchi AB, Aronson J, eds, Ilizarov operating principles. Treatment of fractures, nonunion, osteomyelitis, lengthening, correction of deformities. Baltimore, Williams and Wilkins, 1991; 42-52.

121. Aronson J. Experiência experimental e clínica da osteogénese de distração. Cleft Palate Craniofac J 1994; 131: 473-81.

122. Aronson J, Good B, Stewart CM, Harrison B, Harp J. Estudos preliminares da mineralização durante a osteogénese de distração. Clin Orthop 1990; 250: 43-9.

123. Delloye C, Delefortrie G, Coutelier L, Vincent A. Regeneração óssea no osso cortical durante o alongamento por distração. Um estudo experimental. Clin Orthop 1990; 250: 34-42.

124. Ganey TM, Klotch DW, Sasse J, Ogden JA, Garcia T. Cave 446 I.H. Choi, C.Y. Chung, T.-J. Cho, et al. Membrana dos vasos sanguíneos durante a osteogénese de distração. Clin Orthop 1994; 301: 132-8.

125. Shearer JR, Roach HI, Parsons SW. A histologia de uma tíbia humana alongada. J Bone Joint Surg 1992; 74B: 39-44.

126. Aronson J. Aumentos temporais e espaciais do fluxo sanguíneo durante a osteogénese de distração. Clin Orthop 1994; 301: 12431.

127. Aronson J, Shen XC, Gao GG, Miller F, Quattlebaum T, Skinner RA, Badger TM, Lumpkin CK Jr. A proliferação persistente acompanha a osteogénese de distração no rato. J Orthop Res 1997; 15: 563-9.

128. Cho TJ, Choi IH, Chung CY, Park SS, Park YK. Temporal and spatial mRNA expression of bone morphogenetic proteins 2 and 4 in distraction osteogenesis and fracture healing. J Korean Orthop Assoc 1998; 33: 595-605.

129. Cho TJ, Choi IH, Chung CY, Yoo WJ, Sung HY. Expressão do fator de crescimento vasculoendotelial na osteogénese de distração da tíbia de rato. J Korean Orthop Res 2001; 4: 11420.

130. Choi IH, Shim JS, Seong SC, Lee MC, Song KY, Park SC, Chung CY. Efeito da taxa de distração na atividade da linhagem de osteoblastos na osteogénese de distração da tíbia de ratos. Bulletin for Hospital Surg 1997; 56: 34-40.

131. Li G, Simpson AH, Kenwright J, Triffitt JT. Avaliação da proliferação celular na regeneração óssea durante a osteogénese de distração a diferentes velocidades de distração. J Orthop Res 1997; 15: 765-72.

132. Aronson J. Experimental evaluation of the quality of bone regeneration during distraction osteogenesis (Avaliação experimental da qualidade da regeneração óssea durante a osteogénese de distração). In: Brighton CT, Friedlaender GE, Lane JM, editores, Bone Formation and Repair. Illinois, Academia Americana de Cirurgiões Ortopédicos, 1994; 441-63.

133. Aldegheri R, Volino C, Zambito A, Tessari G, Trivella G. Uso de ultrassom para monitorar o alongamento do membro por calota. J Pediatr Orthop 1993; 2: 22-7.

134. Eyres KS, Bell MJ, Kanis JA. New bone formation during leg lengthening assessed by Dual Energy X-ray Absorptiometry. J Bone Joint Surg 1993; 75B: 96-106.

135. Meyer U, Meyer T, Vosshans J, Joos U. Diminuição da expressão da osteocalcina e da osteonectina em relação a tensões elevadas e diminuição da mineralização na osteogénese de distração mandibular. J Craniomaxillofac Surg 1999; 27: 222-7.

136. Meyer U, Meyer T, Wiesmann HP, Stratmann U, Kruse-Losler B, Maas H, Joos U. O efeito da magnitude e frequência da tensão interfragmentária na resposta dos tecidos à osteogénese de distração. J Oral Maxillofac Surg 1999; 57: 1331-9.

137. Meyer U, Wiesmann HP, Meyer T, Schulze-Osthoff D, Jasche J, Kruse-Losler B, Joos U. Investigações microestruturais da mineralização do colagénio relacionada com a tensão. Br J Oral Maxillofac Surg 2001; 39: 381-9.

138. Sato M, Yasui N, Nakase T, Kawahata H, Sugimoto M, Hirota S, Kitamura Y, Nomura S, Ochi T. Expressão de mRNAs de proteínas da matriz óssea durante a osteogénese de distração. J Bone Miner Res 1998; 13: 12221-31.

139. Yasui N, Sato M, Ochi T, Kimura T, Kawahata H, Kitamura Y, Nomura S. Três modos de ossificação durante a osteogénese de distração no rato. J Bone Joint Surg 1997; 79B: 824-30.

140. Li G, Virdi AS, Ashurst DE, Simpson AH, Triffitt JT. Os tecidos formados durante a osteogénese de distração em coelhos são determinados pela taxa de distração: a localização das células que expressam o mRNA e a distribuição dos colagénios tipo I e II. Cell Biol Int 2000; 24: 25- 33.

141. Joist A, Neuber M, Frebel T, et al: Distração do calo do primeiro metacarpo para reconstrução do polegar após amputação traumática. *Unfallchirurg* 2000; 103:1073-1078.

142. Lesley NE, PirelaCruz MA: Alongamento da distração do polegar após reimplantação. *J ReconstrMicrosurg* 2005; 21:161-165.

143. Seitz Jr WH, Dobyns JH: Alongamento digital com ênfase na osteogénese de distração na extremidade superior. *Hand Clin* 1993; 9:699-706.

144. Matev IB. Alongamento do metacarpo do polegar. Techniques in Hand and Upper Extremity Surgery, (2003) 7: 157-163.

145. Seitz Jr WH, Froimson AI: Extensão digital com a técnica da calota. *Ortopedia* 1995; 18:129-138.

146. Akmaz I, Kiral A, Pehlivan O, et al: Reconstrução tardia de defeitos diafisários do metacarpo negligenciados após ferimento por arma de fogo. *J Hand Surg [Br]* 2004; 29B:585-589.

147. Bosch M, Granell F, Faig-Marti J, et al: Alongamento do primeiro metacarpo após amputação traumática do polegar: seguimento a longo prazo. *Chir Main* 2004; 23:284-288.

148. Dhalla R, Strecker W, Manske PR: Comparação de duas técnicas para alongar a distração digital em pacientes esqueleticamente imaturos. *J Hand Surg [Am]* 2001; 26:603-610.

149. Heitmann C, Levin LS: Alongamento por distração do metacarpo do polegar. *J Hand Surg [Br]* 2004; 29:71-75.

150. Houshian S, Ipsen T: Alongamento do metacarpo e da falange por distração do calo *J Hand Surg [Br]* 2001; 26B:13-26.

151. Paley D: Problemas, obstáculos e complicações do alongamento de membros com a técnica de Ilizarov. *ClinOrthopRelat Res* 1990; 250:81-104.

152. Aldegheri R: Kallotase. *JPediatrOrthop* 1993; 2:11-15.

153. Aronson J, Shen X: Cicatrização experimental da osteogénese de distração comparando sítios metafisários e diafisários. *ClinOrthopRelat Res* 1994; 301:25-30.

154. Walker CW, Aronson J, Kaplan PA, et al: Avaliação radiológica dos procedimentos de alongamento dos membros. *AJR Am J Roentgenol* 1991; 156:353-358.

155. White SH, Kenwright J: O momento da distração da osteotomia. *J Bone Joint Surg Br* 1990; 72:356-361.

156. Yasui N, Kojimoto H, Sasaki K, et al: Factores que afectam a distração do calo no alongamento dos membros. *ClinOrthopRelat Res* 1993; 293:55-60.

157. Rudolf KD, Preisser P, Partecke BD: Distração do calo no esqueleto da mão. *Injury* 2000; 31(Suppl 1):113-120.

158. Seitz Jr WH, Bley L: Distração de alongamento na mão usando o Calota. In: Raskin KB, ed. Atlas of the Hand Clinics, Philadelphia: WB Saunders; 2000:31-39.

159. Seitz Jr. WH, Froimson AI: Alongamento de calosidades na extremidade superior. Indicações, técnicas e armadilhas. *J Hand Surg [Am]* 1991; 16:932-939.

160. Toh S, Narita S, Arai K, et al: Alongamento por distração da calota na mão. *J Bone Joint Surg Br* 2002; 84:205-210.

161. Bozan ME, Altinel L, Kuru I, et al: Factores que influenciam o índice de cicatrização no alongamento do metacarpo: um estudo retrospetivo. *J OrthopSurg* 2006; 14:167-171.

162. Aronson J: *A biologia da osteogénese de distração*. In: Bianchi-Maiocchi A, Aronson J, ed. *Princípios Operatórios de Ilizarov. Tratamento de fracturas, não união, osteomielite, alongamento, deformação Retificação*, Baltimore: Williams & Wilkins; 1991:42-52.

163. Young N, Bell DF, Anthony A: Padrões de dor pediátrica durante o tratamento de Ilizarov do desfasamento do comprimento dos membros e da deformidade angular. *J PediatrOrthop* 1994; 14:352-357.

164. Omokawa S, Mizumoto S, Fukui A, Inada Y, Tamai S. O retalho inervado do tenar radial combinado com o retalho radial do antebraço para reconstrução do polegar. Plast Reconstr Surg 2001;107:152-4.

165. Kleinman WB, Strickland JW. Reconstrução do polegar. Em: Green D P, Hotchkiss RN, Pederson WC, editores. Green's operative hand surgery. 4ª ed. Vol. 2, Philadelphia: Churchill Livingstone; 1999. p. 2068-170.

166. Pensler JM, Carroll NC, Cheng LF. Osteogénese de distração na mão. Plast Reconstr Surg 1998;102:92-5.

167. Razemon JP. Técnica de transposição digital. In: Tubiana Reditor. A mão. 1ª ed. Vol. 3, Philadelphia: W.B. Saunders; 1988. p. 1065-80.

168. Hallock GG. Distração de alongamento após paragem de crescimento devido a reimplante de polegar numa criança. Ann Plast Surg 1996;37:624-8.

169. Rudolf KD, Preisser P, Partecke BD. Distração do calo no esqueleto da mão. Injury 2000;31 Suppl 1:113-20.

170. Matev IB. Reconstrução do polegar após amputação da base articular por alongamento ósseo: um relatório preliminar de três casos. J Bone Joint Surg 1970; 52: 957-65.

171. Kessler I, Hecht O, Baruch A. Extended digital ray distraction in the management of the injured hand. J Bone Joint Surg 1979; 61: 83- 7.

172. Ogino T, Kato H, Ishii S, Usui M. Alongamento digital em deformidades congénitas da mão. J Hand Surg 1994; 19: 120-9.

173. . Finsen V, Russwurm. Alongamento do metacarpo após amputação traumática do

polegar.J Bone Joint Surg 1996; 78: 133-6.

174. Toh S, Narita S, Arai K, Nakashima K, Tsubo K. Alongamento da distração do calo na mão. J Bone Joint Surg 2002; 84: 205-10. 9/02/2013

175. C. Heitmann e L. S. Levin. Alongamento por distração do metacarpo do polegar. Journal of surgery of the hand (British and European part, 2004) 29B : 1 : 71-75

176. Ahmad Altonesy Abdelsamie. Alongamento do metacarpo e da falange em amputações traumáticas dos dedos. J Am Sci 2013;9(10):151-157].

177. Mahmut Komurcu, Mustafa Kurklu, Bahtiyar Demiralp, Ali Sabri Atesalp, Serap Alsancak e Mustafa Basbozkurt.

Reconstrução do primeiro rádio com osteogénese de distração. Prothèse Orthot Int 2008 32 : 50

178. S. Baccari, H. Charfi , M. Daghfous, K. Ennouri, L. Tarhouni, H. Bahri . Alongamento digital por distração progressiva. Cirurgia da Mão 25 (2006) 3339

179. M. Bosch, F. Granell, J. Faig-Marri, A. Henriquez. Alongamento do primeiro metacarpo após amputação traumática do polegar: resultados a longo prazo. Hand Surgery 23 (2004) 284-288.

180. Steve J. Kempton, James E. McCarthy e Ahmed M. Afifi. Uma revisão sistemática da osteogénese de distração na cirurgia da mão: quais são os benefícios, as taxas de complicações e a duração do tratamento? Plast. Reconstr. Surg. 133 : 1120, 2014.

181. Ivan Matev. *Alongamento do osso metacarpo do polegar. Técnicas de cirurgia da mão e do membro superior. 2003. 7(4):157-16.*

182. C. Y. Heo, S. Kwon, G. H. Back e M. S. Chung. Complicações do alongamento por distração na mão. *J Hand Surg Eur Vol* 2008 33 : 609

183. Mehmet Erdem, Cengiz Sen, Levent Eralp, Mehmet Kocaoglu e Vahit Ozden. Alongamento de osso curto por osteogénese de distração - resultados e complicações. International Orthopaedics (SICOT) 2007 DOI 10.1007/s00264-007-0491-x

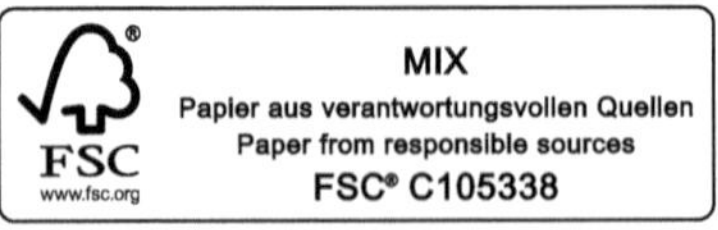

Printed by Books on Demand GmbH, Norderstedt / Germany